# 快快入睡吧，宝贝

刘春伟　著

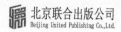
北京联合出版公司
Beijing United Publishing Co.,Ltd.

# 目 录

## CONTENTS

## 4. 幼童的睡眠调整

## 5. 针对特殊宝宝的睡眠训练

## 6. 安枕无忧

# 写在宝宝入睡的前面

一夜安睡后，你的宝宝精神百倍，准备好面对新一天的挑战。

我们经常会在超市里看到这样一幕：坐在手推车上的小家伙生龙活虎，左顾右看，一脸倦容的年轻父母推着他们的宝宝，在超市的一排排货架之间徘徊。在办公室里，你是否也经常听到那些刚当爸爸妈妈的同事在诉苦，自从有了小宝宝再也没有睡过一

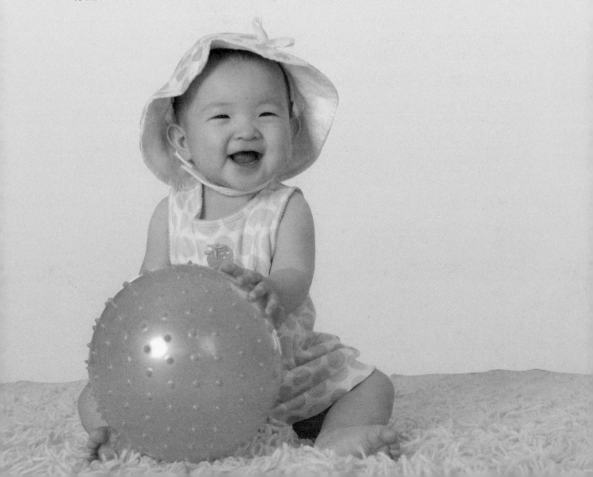

个安稳觉，为了照看小宝宝，已经不记得夜里起身多少遍了。

初为父母，和宝宝的第一个较量就是睡眠的较量。初为父母也许都有这样的经历：早已是夜深人静，昏昏欲睡了，可是那可爱的宝宝就是哼哼唧唧地不肯入睡，非要年轻的父母轮流着抱着哄着，和宝宝的睡眠较量从这一刻开始！小宝宝的诞生，既让人兴奋雀跃，同时也是一件很累人的事。其实，仅仅是从怀胎十月到一朝分娩的整个历程，都有可能令你身心俱疲——对准爸爸来说也是如此。但是，自从这个小生命诞生之后才发现，其实，真正的较量是在小生命诞生后才开始的：宝宝每时每刻都可能有不同的需要，父母就得随时随地地候命，时刻准备着去照料去呵护宝宝。

如果你在宝宝出生之前早已经习惯了一夜8小时的安睡，那么，宝宝的降临无疑将原有的生活节奏打乱了。

有了宝宝之后，父母睡眠的时间不仅减少了，而且也不能一觉睡到天亮了，而是一夜断断续续的一会儿睡着、一会儿又被宝宝闹醒。深层睡眠和浅层睡眠两者只有平衡结合，才能让人在醒后精神抖擞，但断断续续的睡眠就意味着这一切将难以实现。

当然，这些被宝宝睡眠困扰的父母也大可不必悲观。等宝宝长到6个月大以后，其生理机能就可调节至彻夜睡眠不断。同时，大量的事实表明，即便是之前曾经有着睡眠问题的儿童，如果进行了适当的调整训练，也是可以做到独自睡觉的哦。当然，无论是婴儿还是幼童都无法自己达到这些目标，他们需要父母的指导和帮助。

对此，本书将为你提供一系列具有指导性的方法和建议，让你对使自己和宝宝都能获得高质量的睡眠有足够的信心。书中总结了大量实用的训练技巧，你可以参考并结合自己的家庭实际情况加以改良应用。虽然任何方法都不可能百分之百有效，但书中所提供的这些策略、方法，都是从各地父母的成功实践中总结而来的，非常值得借鉴。每个宝宝、每个家庭的情况都有其独特之处，不能一概而论，但你完全可以从别人的经验中得到启发，迈出育儿成功的第一步。

祝愿你和你的宝宝每晚都能一觉睡到大天亮！

对各个年龄阶段的儿童来说，有效的睡眠策略都是有效的。

# YOUR
# NEWBORN
# AND SLEEP

# 1. 新生婴儿
# 睡眠知多少

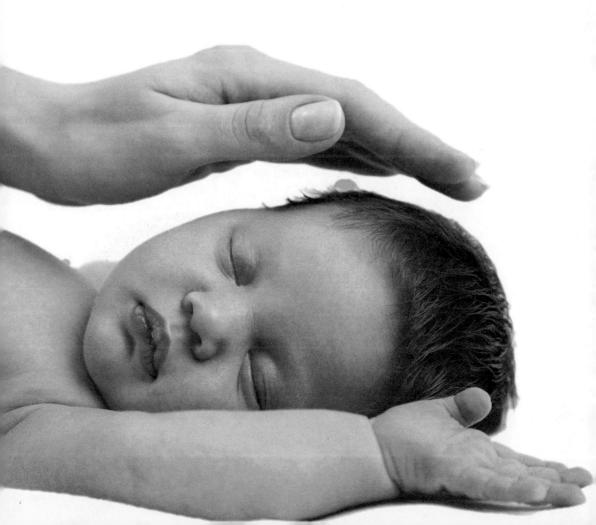

◆走进宝宝的睡眠世界

◆宝宝的 REM 睡眠和非 REM 睡眠

◆宝宝睡在哪里更好

◆宝宝睡眠的安全隐患

◆妈妈与宝宝如何争睡眠

# 走进宝宝的睡眠世界

当形容一个人睡得香甜深沉时，我们常常会说"他睡得像个婴儿"。确实，小婴儿似乎随时随地都能入睡！同样，他又好像每时每刻都会醒来——哪怕是只有一丁点儿的声响。尽管你已经困得就要倒下了，而宝宝却一丝睡意都没有。初为人父人母的你难免会对宝宝的睡眠规律困惑万分，所以，了解婴儿的睡眠规律将会对你有所帮助。

要想摆脱婴儿睡眠的困扰，就应该首先走出有关婴儿睡眠的一些流传很久的谬论，即便是那些经常听到的建议忠告也难免存在着互相矛盾之处。因此，在这里，我们有必要清楚地了解婴儿独特的睡眠规律，具体有：

1. 新生婴儿一次是不可能睡太长时间的。

2. 一般来说，0到2个月的婴儿每天的睡眠时间是20个小时，2到5个月每天可以睡16-17个小时，到了6个

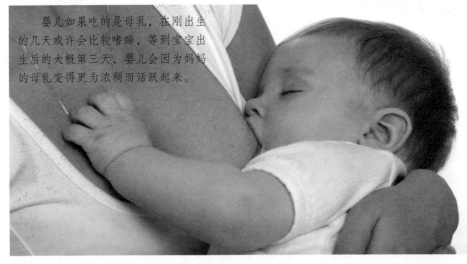

婴儿如果吃的是母乳，在刚出生的几天或许会比较嗜睡，等到宝宝出生后的大概第三天，婴儿会因为妈妈的母乳变得更为浓稠而活跃起来。

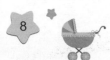

月大的时候，每天的睡眠时间会下降到13-14个小时。对比一下看看，你的宝宝的睡眠时间是不是在这些数字间左右变化。

3. 对于白天和夜晚，新生婴儿并没有概念，其实，早在宝宝出生以前，胎儿或许就已经养成了在妈妈睡觉时醒来活动的习惯。因为腹部空间会在你躺下时增大，胎儿可趁机伸展肢体，另外，母体静止时，胎儿也无法摇摇欲睡了。

新生婴儿在晚上常常会惊醒、啼哭，但到了两个月大，他们就能在自我安抚中再次入睡。

4. 很多婴儿刚出生的头几天似乎一天到晚都在睡，这种现象在母乳喂养的婴儿身上更为明显。这是因为母亲的初乳是比较稀淡的奶水，不太提得起婴儿的兴趣和精神，但大概到了第三天，母乳就真正形成了，他们就精神许多了。

5. 婴儿的睡眠与大人相比，其中，深层睡眠所占的时间比例要小的多，这就意味着婴儿睡得不沉，很容易被惊醒。

6. 每晚，婴儿在浅层睡眠阶段都会醒来好几次。睡得好的宝宝会在短暂惊醒后自行重新入睡，而睡得不好的宝宝则会马上哭闹，需要亲人立刻安抚。

7. 新生婴儿长到几周大，最迟到两个月大时，无论是在白天或晚上，都能在惊醒后平静地再次入睡。因此，这时我们就可以想办法教会婴儿分辨白昼和夜晚，鼓励他在晚间多睡，满足其睡眠要求。

8. 据研究，10个婴儿中有7个婴儿到了3个月大时，就可以从晚上12点一直睡到早上5点。在6个月大的婴儿中，10个婴儿中会有8～9个婴儿能够一次安睡5个小时。

**睡不安稳**

在一个针对18个月大的婴儿家庭调查中，研究人员发现，受访家庭中只有1/3的父母在婴儿出生的头12个月不会经常被婴儿吵醒，1/5的家庭每晚醒来2次，1/14的家庭每晚甚至醒来3次或以上。

# 宝宝的 REM 睡眠和非 REM 睡眠

只有彻底地了解宝宝的睡眠模式，才能帮助宝宝一夜安眠，睡得更香更甜。尽管每个人都是独特的个体，但一般人要恢复精力通常所需的睡眠时间和睡眠类型基本都是一样的。

婴儿刚出生的前几天，似乎每天就是只有睡和吃。但在他们从几周到几个月的成长中，会逐渐发展出自己的一套睡眠规律。宝宝到 18 个月大时，每天只要睡 13.5 个小时就够了。

对于人类睡觉的原因，目前还没有一个很确切的答案。我们只知道每个人的睡眠都是由两种模式组成：REM 睡眠（Rapid Eye Movement 浅层睡眠）和非 REM 睡眠（深层睡眠）。

小婴儿在刚出生不久时，每天平均睡眠时间达到 16 ~ 17 个小时。

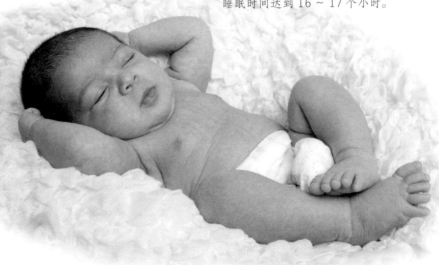

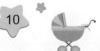

# REM 睡眠

　　REM 睡眠是大脑处于活跃状态时所处的阶段，做梦就出现在这个阶段。有这样一种说法：REM 睡眠能对人的心理起到一定的调节作用，能让我们处理和储存各种经历感受。我们很容易发现：处在这个睡眠阶段的婴儿有这样一系列表现：呼吸变得稍不规律，身体会突然颤动，眼球在眼皮下急速转动，这个时候的婴儿很容易惊醒。

　　其实，婴儿的 REM 睡眠在其妈妈孕育他 6～7 个月的时候就已经开始了。早产的婴儿有 80% 的睡眠时间处于这个状态，而足月的婴儿则只有 1/2 的 REM 睡眠时间。

　　到目前为止，婴儿具有较长 REM 睡眠时间的原因依然不明，有研究认为这对婴儿的成长有所帮助。婴儿到了 3 岁大时，大约只有 1/3 的睡眠是处在 REM 阶段，而到了青少年时期，他们的 REM 睡眠时间只有 1/4，和成人的 REM 睡眠时间一样多。

大部分宝宝在几个月大时，就能把大部分的睡眠时段留到晚上。

## 一般婴儿的睡眠要求

| 年龄 | 睡眠时间（小时） | | |
|---|---|---|---|
| | 睡眠合计时间 | 夜间睡眠时间 | 白天睡眠时间 |
| 1 周 | 16.5 | 8.5 | 8(4) |
| 4 周 | 15.5 | 8.5 | 6.5(3) |
| 3 个月 | 15 | 10 | 5(3) |
| 6 个月 | 14.5 | 11 | 3.5(2) |
| 9 个月 | 14 | 11.5 | 2.5(2) |
| 12 个月 | 13.5 | 11.5 | 2.5(2) |
| 18 个月 | 13.5 | 11.5 | 2(1) |

括号内的数字表示白天睡眠时间的分段数目。

注意：以上数字只是一个概数，你家宝宝睡眠时间可能多于或少于上述数字。

## 非 REM 睡眠

"深层睡眠"也就是非 REM 睡眠：这段睡眠时间是身体最放松的休息安眠时段，人平躺着，心跳有序，调息平缓，甚少有梦在此时出现。睡眠的修复功能就在这个阶段运作。

非 REM 睡眠对于宝宝而言也可称为"宁静"睡眠。婴孩处于这个睡眠阶段时呼吸很深，躺着时纹丝不动，只有偶尔你会看见他嘴巴有点吮吸的动作，或者身体猛然抽动一两下。

成人的非 REM 睡眠可分为4 个不同的阶段，代表从昏昏欲睡到深层睡眠的不同睡眠层次。长到 6 个月大以后的婴儿才能完全形成这些可区分的睡眠层次。如果一个小孩处在非 REM 睡眠的最深层阶段，是不容易将他叫醒的。

宝宝可能会在两个睡眠阶段的过渡中醒来，但随着他的不断成长，也将学会自行再次入睡。

## 婴儿的睡眠循环周期

婴儿睡觉时，各个睡眠层次是一步步经历的。新生婴儿的睡眠层次经历：首先进入 REM 睡眠，接着转入深层睡眠，再转为浅层，大约 20 分钟经历一个睡眠循环周期。到了 3 个月大时，宝宝会首先进入非 REM 睡眠阶段，并将终生维持这个顺序。随着宝宝的成长，他的睡眠周期时间也会逐渐延长。学龄阶段时，一个睡眠周期时间可达 1 小时；成人的睡眠周期则达到了 90 分钟或以上。

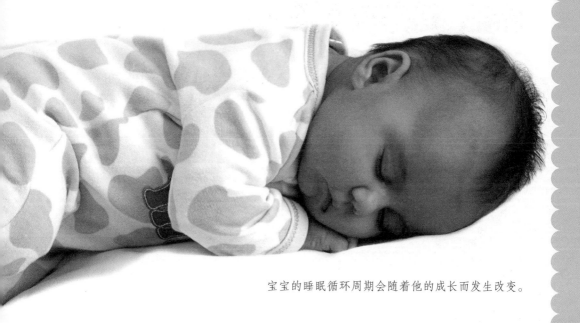

宝宝的睡眠循环周期会随着他的成长而发生改变。

其实，无论是大人还是小孩，从一个睡眠阶段转入另一个阶段时往往都会惊醒。这就可以很好地解释宝宝为什么只能酣睡 20 分钟，又很快醒来。等到宝宝再长大点，你甚至会发现他正睡着就坐起来翻翻被子，接着又躺下进入另一阶段的睡眠。其实，不必惊慌，这完全是正常的。

了解了这些，对我们该如何做才能使宝宝在晚上能够安睡是很有启发的。在夜间短暂醒来是很正常的事，就算那些宣称自己睡得很死的大人也不例外。既然如此，我们就更应该鼓励孩子一步步适应这种生理规律，学会在惊醒后自己重新入睡，并自然的进入下一个睡眠阶段。

# 宝宝睡在哪里更好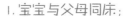

初为父母时，我们往往会被这样一个问题困惑：宝宝该睡在哪里好呢？这个问题的答案既不绝对也不唯一，几乎每对父母都有自己的一套。有的父母早在宝宝出生之前，就已经安排好了宝宝的睡处，也有的父母在宝宝出生之后，不断进行各种尝试，试图寻求最佳的方案。

一般而言，宝宝的睡处有这样四种选择：

1. 宝宝与父母同床；
2. 宝宝在父母房间的独立小床上睡；
3. 宝宝在父母床边的"婴儿床"上睡；
4. 宝宝在自己的房间睡。

这四种选择方式各有利弊，但是并不能决定孩子的睡眠质量的好坏。家长可以用各种方法引导宝宝一觉睡到大天亮。无论你决定让宝宝睡在哪里，安全是最为重要的。

## 与宝宝同眠

最近，与宝宝同床而眠似乎很受欢迎，更有专家指出这对父母和宝宝来说都是最自然的选择。有时候这样做也是没有办法，其实，很多宝宝在幼年阶段必须跟父母同床，仅仅是因为家里根本就没有多余的房间。另外，直到今天，某些国家的文化氛围依然视父母和孩

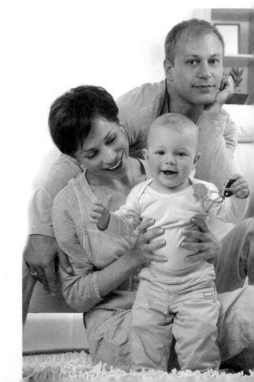

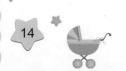

子同床为传统规范的做法。

有说法认为婴儿猝死综合症的发生机率在其与父母同床的情况下可大大降低，而美国婴儿死亡研究基金会(FSID)并不认同这种说法。最近有关调查发现，只要家长做好所有的安全防范措施，婴儿是否与父母同床跟婴儿猝死综合症的发生率不存在直接明显的联系。

**好处**

1. 温馨惬意。
2. 方便晚上喂养婴儿，特别是母乳喂养的宝宝。

**坏处**

1. 可能存在一定的安全隐患。
2. 如果夫妻双方有一个是吸烟者，则可能影响宝宝的身体健康。

## 在父母卧室里放一张独立小床

让宝宝和你同睡一个房间，但是让宝宝睡在自己的小床（婴儿床、便携婴儿床或婴儿摇篮）上，这是最安全的。研究显示这能让婴儿猝死综合症的发生概率明显降低。美国婴儿死亡研究基金会建议不足 6 个月大的新生宝宝应采用这种方式睡眠。

婴儿如果犯困想睡觉是会有一些征兆的，通常他们会出现身子发软，烦躁不安，用手揉眼的举动。

**好处**

1. 可降低婴儿猝死综合症发生的风险。
2. 方便晚上照顾宝宝。

**坏处**

1. 你和伴侣的睡眠可能会受到夜间醒来的宝宝干扰。

2. 经历一段时间的过渡，最终还是要让孩子回自己的房间睡，可能引起孩子的暂时不适应。

## 在父母卧室里安放"床边摇篮"

现在市面上有种叫"床边摇篮"的特制婴儿床，这种床的围栏是可以拆下来的，也就是说父母可以把婴儿床跟自己的大床连在一起，这样就可以一方面享受亲子同睡的温情，一方面孩子也有他自己的床垫。不过，有儿科医师发出这样的警告，大床和小床如果没有连接好，宝宝很容易会夹到两床的空隙中，所以在使用这种婴儿床时确保两者紧密连接非常重要。

如果你不想让宝宝跟你同睡一床，那么，婴儿床是一定要购置的育婴装备之一。

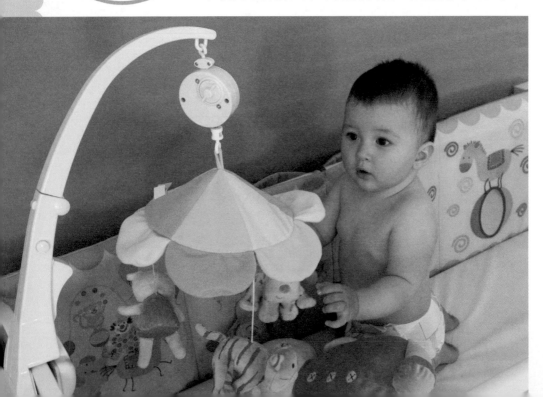

**好处**

1. 方便晚上照顾宝宝。

2. 感觉温馨惬意。

**坏处**

1. 可能会出现宝宝夹在两床之间空隙的风险。

2. 是否真的可降低发生婴儿猝死综合症的风险还不明确。

## 宝宝睡在自己的房间

有些父母基于种种原因，只能让宝宝在自己的房间睡觉了，可能是睡房本来就不够大，也可能是工作的时间日夜颠倒等。不过也有研究显示，大人轮流出现在婴儿身边，对婴儿的照料更全天候，保护也更为周全。如果真的让宝宝睡在婴儿房，就要给宝宝配上婴儿监察器，这样可以方便自己对宝宝的需要随时作出反应。

**好处**

1. 晚上在房间行动就不必蹑手蹑脚了。

2. 孩子可以省去从父母房搬到自己房间必须经历的调整适应期。

**坏处**

1. 要冒发生婴儿猝死综合症的机率稍稍高一点的风险。

2. 不方便父母在晚上给宝宝换尿布或者喂奶。

# 宝宝睡眠的安全隐患

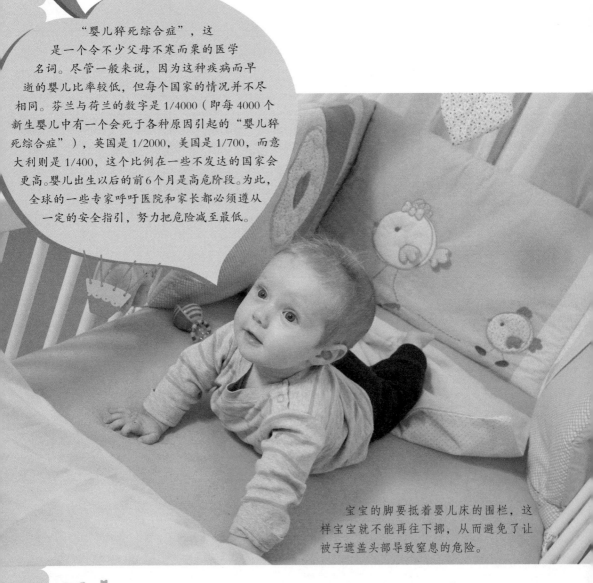

"婴儿猝死综合症"，这是一个令不少父母不寒而栗的医学名词。尽管一般来说，因为这种疾病而早逝的婴儿比率较低，但每个国家的情况并不尽相同。芬兰与荷兰的数字是1/4000（即每4000个新生婴儿中有一个会死于各种原因引起的"婴儿猝死综合症"），英国是1/2000，美国是1/700，而意大利则是1/400，这个比例在一些不发达的国家会更高。婴儿出生以后的前6个月是高危阶段。为此，全球的一些专家呼吁医院和家长都必须遵从一定的安全指引，努力把危险减至最低。

宝宝的脚要抵着婴儿床的围栏，这样宝宝就不能再往下挪，从而避免了让被子遮盖头部导致窒息的危险。

## 彻底清除安全隐患

1. 刚出生不久的宝宝还不能自行调节体温，所以要让宝宝的房间保持在适当的温度，以16℃ -18℃为适宜。在这个温度下，宝宝应该穿上汗衫、纸尿裤和婴儿连身袍，盖上薄毯子。

2. 婴儿床不要放在暖气管的附近，也不应放在靠窗的位置。前者容易过热，后者则容易在冬天因为冷风吹坏小孩，夏天则因太阳光照射进来容易热坏小孩。

3. 宝宝应仰卧在平整的床垫上，可不垫枕头。晚上，宝宝可能会改变睡姿，自己翻身。遇到这样的情形，妈妈应该帮宝宝恢复仰卧的姿势，让他最终能自行保持仰卧睡姿。

4. 不能让任何东西覆盖宝宝头部。宝宝的脚要抵着婴儿床的围栏，这样宝宝就不能再往下挪，从而避免让被子遮盖头部导致窒息的危险。

5. 不要给宝宝盖羽绒被，只需盖薄薄的被褥或者毛毯便可以。为防止宝宝往被子里钻，妈妈要在他两肩位置把被头拢好。

6. 宝宝的房间应装上温度计，以帮助父母监控调节室内的温度。

### 宝宝与你同床而睡

如果宝宝睡在你的大床上，要注意以下几点。首先要确保宝宝的头部不能靠近你的枕头，而且都不能盖羽绒被，只能盖被褥或毯子。另外，如果你或者你的伴侣有如下情况，则不能跟宝宝同睡：

★有吸烟习惯；

★饮酒过后；

★服用药物期间，有身体疲乏的现象。

7. 要根据需要替宝宝适当加减被褥。即使宝宝感觉很热，他的手脚也可能会摸上去感觉冰凉冰凉的，因此不能通过摸宝宝的手脚来检查他的冷热情况，而应该摸他的肚子或者脖子背后。

8. 不能让任何人在宝宝的周围吸烟。

9. 不要抱着宝宝在沙发上睡觉。

# 妈妈与宝宝如何争睡眠

对年轻的新妈妈来说，几个晚上的睡眠不好，并不会造成多大的困扰。但如果这种睡眠不良的情况持续几个月甚至更长的时间，就会由一般的疲倦恶化为筋疲力尽，甚至有的新妈妈还会出现抑郁症的部分症状：焦虑不安，对身边的一切提不起兴趣，甚至有暴力倾向。

这种烦躁的感觉在凌晨时分是最强烈的，尤其是当宝宝在哭个不停或是突然醒来之后睡意全无时。但无论你有多么地焦虑不安，都切忌用力摇动宝宝，因为研究证明，猛然地摇动一下足以对宝宝的大脑造成永久性的伤害。

## 寻求帮助

如果感到无法压抑自己的情绪，你应该叫醒你的伴侣帮忙照顾宝宝，或向亲戚、闺中蜜友和邻居们求助。半夜三更打搅别人也许是一件不礼貌的事情，也并非你所愿，但真正关心你的人会宁愿少睡一晚施以援手，也不想让你陷入独立难持的困局。

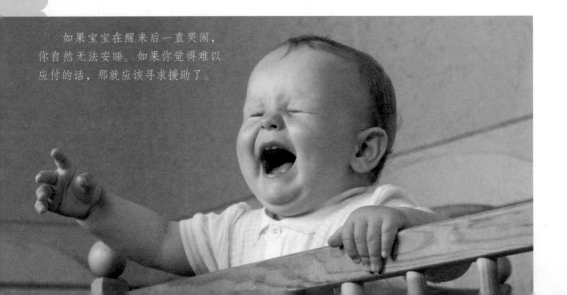

如果宝宝在醒来后一直哭闹，你自然无法安睡。如果你觉得难以应付的话，那就应该寻求援助了。

## 防患未然

对于睡眠匮乏这个问题，最好是在问题恶化至令人情绪崩溃前就采取有效的调节措施。

例如：

1.利用各种碎片时间睡眠。趁着白天宝宝小睡的时候，你也歇一歇，补充一下晚上匮乏的睡眠。

2.和伴侣轮换着照顾宝宝。例如，可以在前半夜让伴侣照看宝宝，你好好睡上一会儿。到了后半夜再互换过来。

3.父母轮流喂奶。妈妈可以预先挤好一定分量的母乳，等晚上宝宝醒来要吃奶时，由爸爸独立承担喂奶的任务。这样可以保证两人都有一段相对较长的睡眠时间。

4.求助他人。爷爷奶奶、外公外婆，还有你的其他亲朋好友会很乐意替你照看一下宝宝，这样你就可以借此小睡几个小时了。也可以请一个保姆替你分担照顾宝宝的压力。

如果你是一个人身在异地他乡，伴侣和亲友都不在身边，上述的建议不一定都行得通，你也可以了解其他方法，助你渡过难关。

**温馨小提示**

如果你发现自己的身体已经疲倦到了极点，而情绪也已经达至极限，那么可以尝试以下的三步曲：

1.把宝宝放到婴儿床上，离开房间，关上门。如果宝宝哭了，就让他哭几分钟好了。宝宝哭是正常的，让他哭几分钟自己就不哭了。如果宝宝一哭你就回去抱他，那反而会助长宝宝的娇气，一发不可收拾。

2.坐下来喝杯水或不含酒精成分的饮料，让自己冷静冷静，最好坐在听不见宝宝哭声的地方。

3.等情绪恢复过来后再回到宝宝身边。

# PREPARING FOR SLEEP

## 2. 为宝宝安睡做好准备

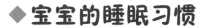

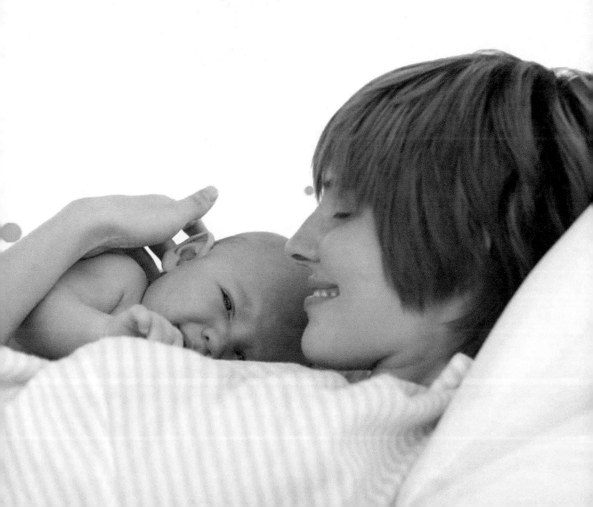

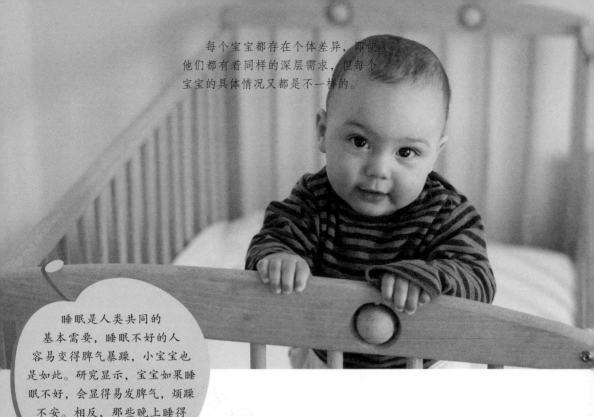

每个宝宝都存在个体差异，即使他们都有着同样的深层需求，但每个宝宝的具体情况又都是不一样的。

睡眠是人类共同的基本需要，睡眠不好的人容易变得脾气暴躁，小宝宝也是如此。研究显示，宝宝如果睡眠不好，会显得易发脾气，烦躁不安。相反，那些晚上睡得好的宝宝，白天就会逗趣可爱。

# 宝宝的睡眠习惯

　　每个人都需要睡眠，了解婴儿的普遍性的睡眠需求，对于妈妈们照顾宝宝很有帮助。但是，每个宝宝都是独一无二的，有时一些普遍性的规律并不一定适用。如果你去询问那些养育过两三个甚至更多孩子的妈妈就能得到答案。例如，有的宝宝可能不介意妈妈把他放到婴儿床里自己睡，他也许会躺在那儿得意地吮着大拇指，半个小时后迷迷糊糊地睡过去；而有的宝宝则可能会大哭大闹，直到最后累了才睡得着。

　　同样的，父母也是各不相同的，所以很多共性的育儿知识，也不一定适用所有的父母。例如，你可能从亲友或邻居那里听到的育婴秘诀——适当地不理会宝宝的哭闹，但如果你确实狠不下心，那这个方法对你就不适用。

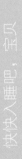

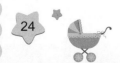

还有其他类似的例子，譬如你晚上想留多一点时间给自己，那你可能会早早地让小宝宝睡觉。但如果你一天到晚都在忙工作，你可能想多陪陪宝宝，让他晚一点再睡。

这样看来，所有的宝宝和父母都是独一无二的。所以本书提供了解决问题的各种不同策略和建议，你可就个人和家庭的情况而选择采用最适合的方法。无论是对婴儿还是其他各年龄阶段的小孩，无论你想让宝宝从小培养良好的睡眠习惯还是想帮他们改善诸如嗜睡或易醒等不良习惯，本书都可以给你提供行之有效的方案。

## 明确自我要求

对小宝宝进行睡眠训练前，你首先要清楚自己的目标。下面是帮助你明确自我目标的一些步骤：

1. 想想自己在为人父母方面有哪些优点和缺点。

2. 写下你理想的目标：你觉得确保午夜后不会被吵醒重要，还是让宝宝在晚上7点就睡觉重要——就算夜里要多次醒来喂奶也没问题？

3. 用这些问题决定究竟哪种方法可以有效应对你的情况，然后选择适当的训练方法。

注意，你要根据自己的情况选择采取什么方法，而千万不能自以为是或者盲目听从别人认为好的方法。选好了方法以后，最好贯彻始终，经常变换训练方法将让宝宝和你都无所适从。

你可能觉得让宝宝晚一点睡也没关系，这样一家人可以有更长的时间在晚餐中共聚天伦之乐。

# 让宝宝入睡有准备

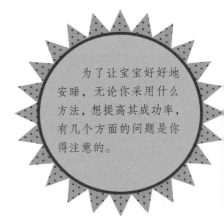

即使你是一个下班回来后倒在沙发上就能睡着的人，入睡简直是一件易如反掌的事。但要让你的小宝宝准备好入睡则完全是另一回事。

白天的时候，请宝宝的爷爷奶奶、外公外婆或其他亲朋好友帮忙照看宝宝几个小时，你就可以抓紧时间小睡一会儿。

## 坚持不懈

父母需要有足够的耐心，因为训练宝宝养成良好的睡眠习惯需要一个过程，不要指望在短时间内就能奏效。

尤其是在刚开始尝试一个新的睡眠训练计划的时候，有可能使得你的睡眠更加糟糕。尤其是你长时间处于睡眠不好的状态时，更需要你下很大的决心和毅力来推行这个计划。如果一个新的计划在推行两三天后就中止了，对你和宝宝都没有好处。而且，当你想尝试另一个训练计划时，将变得更加艰难了，因为宝宝会认为几天后就会放弃。

为了让宝宝好好地安睡，无论你采用什么方法，想提高其成功率，有几个方面的问题是你得注意的。

**对策：** 在进行训练计划前，要调整好心态，确保你和你的伴侣都有坚持到底的决心。

## 做足准备

你也许会认为必须马上解决宝宝的睡眠问题，今晚就得开始新的一套

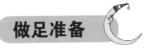

调整计划，但如果你从早上刚起床就开始为这个计划的实施张罗准备，到晚上时可能根本就没有精力来照顾好宝宝了。同样，你必须清楚，要调整宝宝的睡眠习惯，意味着你不得不牺牲掉一些晚上的时间。

**对策：**在自己相对比较清闲的时候执行睡眠调整计划。提前买回来一些速食食品，储藏在冰箱里，或者把正餐安排在中午吃，因为到了晚上，你得配合宝宝调整睡眠，根本没工夫慢慢煮顿像样的晚餐。

## 寻求帮助

如果宝宝已经养成了一种不良的夜间睡眠习惯，要想在短时间内通过睡眠训练改过来，对你和他来说都不是一件容易的事。头天晚上睡得不好，第二天你和宝宝都可能头昏眼花、疲惫不堪。要度过这个非常时期，你应当尽量寻求其他人的协助。

**对策：**白天的时候，请亲朋好友或者邻居帮忙照看宝宝一段时间，你就可以趁此机会小睡一会儿，让疲倦不堪的身体得到适度的恢复。

## 确保安全

让宝宝能自己睡觉是对宝宝的睡眠训练计划的最终目标，但前提条件是你必须确保宝宝独立睡眠的安全，否则上述目标将毫无意义。

**对策：**遵照本书前面介绍的"宝宝睡眠的安全隐患"，确保宝宝拥有一张安全稳固的睡床，并且床上没有摆放任何可能伤害宝宝或导致其哽咽窒息的玩具。如果宝宝能爬出睡床，则房间内的各处都要确保安全。如果他很容易就能走到楼梯口，则一定要给楼梯加上挡板或安全门，以防止宝宝跌落的意外发生。

# 睡眠气氛需营造

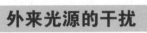

人们往往会产生这样一个错觉，似乎无论在什么地方都不影响宝宝入睡。事实并非如此，宝宝的睡眠会受到许多因素的影响。因此，为了保证小宝宝可以不受干扰的整晚香甜安睡，给宝宝营造一个舒适的睡眠环境很重要。

## 外来光源的干扰

除了室内的灯光之外，一些外来光源发出的光也会影响宝宝一夜安睡，不仅如此，如果有些方面处理不当，想要宝宝不受干扰地安睡下来是很困难的。

影响宝宝安睡的外来光源常见的包括：晨曦的阳光、路边的灯光以及车灯的闪光等。这些都有可能干扰宝宝的睡眠。

**应对之策：**

通过窗户遮挡光线：可以给宝宝的房间装上遮光的百叶窗，或者用一些遮光布料做成衬里加在窗帘上。

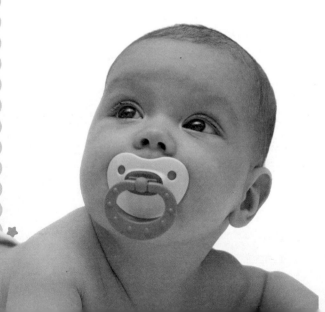

宝宝如果总是醒来得很早，检查一下有没有东西一早就干扰到他了。

## 高分贝的杂音噪声

正在安睡的小宝宝很可能会被高分贝的杂音噪声给吓醒，这些杂音噪声包括：狗吠、器物碰撞落地、汽车引擎、其他孩子玩闹以及家人高声说话的声音。

**应对之策：**

其实，有很多噪音是你无法控制的，把婴儿床的位置调整一下才是你可以做的，或者干脆把孩子换到安静一点的房间里，让孩子睡得沉一点。当然，你也可以在宝宝睡觉的时候维持一定程度的家居噪声，培养宝宝的耐干扰性。譬如宝宝白天小睡时，你可以在他的房门外打开吸尘机吸尘。慢慢地宝宝对噪音就不会那么敏感了。

## 舒适的安睡港湾

孩子的睡房应该成为他们非常留恋的地方。

如果无论是睡时还是醒时，宝宝都能看见自己心爱的玩具，他会更舒坦安心地入睡。

**应对之策：**

在装饰婴儿的房间时应该选择具有抚慰情绪的颜色，在婴儿床附近摆上宝宝最喜欢的玩具，增强睡床对他们的吸引力；如果宝宝和你同睡在一个房间，不妨悬挂一个玩具手机在他的床边，以便吸引他的注意力。另外，白天在宝宝的房间里跟他嬉戏，有助于建立宝宝对房间的正面情感，这种正面感情一旦建立到了晚上可以发挥很大的作用。

# 入睡准备连连答

**疑　问**：对于夜间已经入睡的宝宝，是该为他开着灯还是关上灯呢？

**解　答**：最好的方式是让宝宝自己在黑暗中自行入睡，也就是说关了灯之后，再把宝宝抱上床轻轻的拍哄着慢慢地入睡，这样不仅会让宝宝产生身处安全地方的感觉，而且还可以降低宝宝日后产生怕黑心理的机率。其实，宝宝的身体在黑暗中，还能制造出更多的褪黑激素，这种激素是一种天然的镇定剂，可以帮助宝宝更快、更好地入睡。不过，为了方便父母半夜起来照顾宝宝还是可以留一盏小灯的。

在宝宝睡着之前你应该把灯关了或者把小灯调好，不然宝宝夜里醒来会感到疑惑，周围为什么不一样了呢？注意选择小灯的时候，瓦数尽可能小些最好不要超过10W，其实，使用直插电源的插座型长明灯是一个不错的选择。

如果开灯睡觉，不仅光线会影响宝宝的睡眠质量，进而影响宝宝大脑的发育，而且有研究显示，在黑暗中睡觉的宝宝比开灯睡觉的宝宝患近视的概率更低。

**疑　问**：对于吮着奶嘴睡觉的宝宝，该怎么办呢？

**解　答**：这个问题要具体问题具体分析，有些婴孩通过吮着东西获取慰藉，而有些则完全没有这种需求，因此，很难一概而论。即便是有吮东西喜好的宝宝，他也可能有自己独特的慰藉品，例如大拇指、衣角，或者任何他能抓到的东西。或许，你家孩子只有吮着橡皮奶嘴才会安静下来。但是，最好还是尽早帮宝宝戒掉这个习惯，因为宝宝对奶嘴的依赖会随着这个习惯的延续而加重。另外，你或许每晚都要起来好几遍，来给宝宝从毯子下找回那个奶嘴，否则宝宝会因此闹个不停。

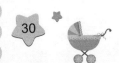

快快入睡吧，宝贝

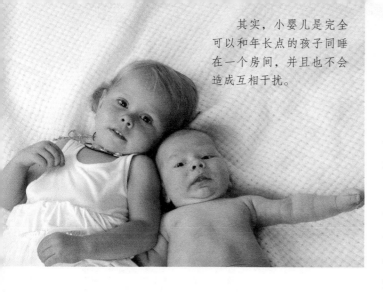

其实，小婴儿是完全可以和年长点的孩子同睡在一个房间，并且也不会造成互相干扰。

长期吮着奶嘴会影响宝宝牙齿的生长，甚至在日后会引起牙科并发症。因此，可以试着用其他东西来替代奶嘴，从而消除他对奶嘴的依赖性，譬如一件安全适用的玩具，或者带有父母亲味道的衣物，但注意别让衣物覆盖到婴孩，以免造成危险。

**疑　问**：我家的小婴儿和一个几岁大的孩子同睡在一个房间，他们会相互干扰吗？

**解　答**：类似的情况也许每一代的孩子都可能会遇到，一般都能安然无事，你家的孩子们应该也不例外。很多家长发现即便同处一室的兄弟姐妹在夜间醒来，对小宝宝都不会造成任何干扰，而且他们还是各自安然地睡自己的觉。其实，和哥哥姐姐同睡一个房间，更有助于宝宝安然入睡，这是因为哥哥姐姐有节奏的呼吸声能对小宝宝的情绪起到安抚作用。

但是如果要接受睡眠训练的宝宝，最好能够单独处于一个房间，可以让其他孩子搬到别的房间睡。这样就不会有对其他孩子造成干扰的担忧。转移年纪较小的宝宝相对较为容易，但要让大一点的宝宝更换睡房，他可能会不太愿意。你应该和孩子们讲一下要他们到别的房间睡几个晚上的原因，以及这样做能起到什么样的作用等等。或者给孩子们一些额外的奖励，例如，可以每天多给他们讲几个故事、或者多拥抱他们几次等。经过几个晚上的调整，你就应该能让孩子们回到他们共享的睡房了。

# A GOOD NIGHT'S SLEEP

# 3. 帮助宝宝一夜安睡

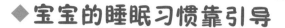

◆ 宝宝的睡眠习惯靠引导

◆ 规律的睡前活动

◆ 宝宝自行入睡有秘诀

◆ 一次彻底转变法

◆ 多次渐进转变法

◆ 不断重复安慰法

◆ 奖励获得法

◆ 逐步抽离法

◆ 核心·睡眠有讲究

◆ 应对干扰因素有技巧

◆ 排解疑难一夜安睡

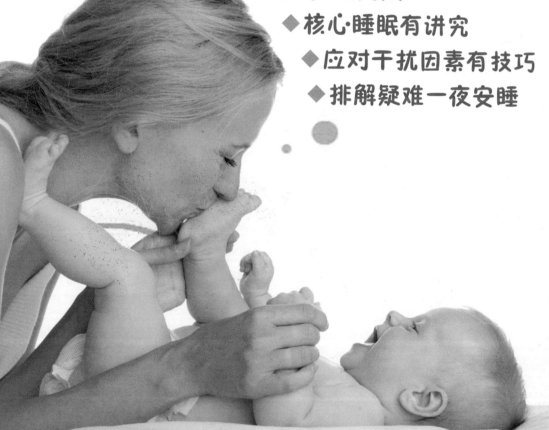

# 宝宝的睡眠习惯靠引导

我们在上一章谈到睡前的准备工作：你想让自己的宝宝形成什么样的睡眠方式，应该已经有了明确的答案，并将舒适安全的房间为宝宝准备好，也准备不时的找亲朋好友过来帮忙。准备好这一切之后，你就要开始真正着手解决宝宝的睡眠问题了。记住，一夜安睡并不是遥不可及的目标，可能不需要几天时间，那个曾让你烦恼不已的现状就会改变。

## 晚上是用来睡觉的时间

让宝宝一夜安睡的首要任务是让宝宝明白，晚上的时间是用来睡觉的。在现实中，这一点被很多新生婴儿的父母忽视了，尽管这道理听起来很浅显。

我们不难找出婴儿日夜颠倒的睡眠习惯的起因。如果偶然有一次婴儿在凌晨两点醒来，"嗷嗷"地想让父母陪他玩，这时，因为没有经验，新爸妈会自然地陪宝宝玩一会儿。经过几个晚上的这样重复之后，宝宝就会形成惯性心理，就会一直期待这个"节目"，因此，每天晚上他就会自自然然地在这个时间醒来。

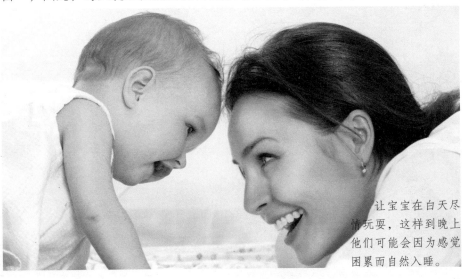

让宝宝在白天尽情玩耍，这样到晚上他们可能会因为感觉困累而自然入睡。

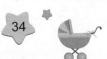

## 成功三步曲

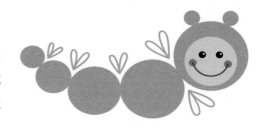

所幸的是你并不需要花费太多时间就可以帮宝宝建立晚上是睡觉时间的意识，遵照下面的要点做很快就可以奏效。

1. 尽量避免夜间哺乳时和宝宝进行过多的交流，这样宝宝就会明白你想让他们吃饱后继续睡。要调暗灯光，尽量不要跟宝宝说话（如果非说，压低声音），跟宝宝眼神上的交流一定要避免。

2. 夜间喂哺或换尿布后，任何"日间活动"都不要和宝宝进行，而是迅速的把宝宝放回他们的床上。

3. 夜间喂哺或换尿布后，宝宝如果要跟你玩耍，请采用本书后面介绍的方法来安抚宝宝使其重新入睡。相反，你尽可能地在白天鼓励宝宝活跃起来。这样自然就能让宝宝明白社交、游戏和学习应该在白天，而且让他们白天少睡觉多活动就意味着晚上他们会更累，容易入睡。

## 帮助宝宝区别白天小睡与夜间睡眠

帮助宝宝区别开白天小睡与夜间睡眠，这会帮助他们形成良好的睡眠习惯。不妨尝试一下这个方法：

1. 给宝宝创造白天和晚上不同的睡眠环境，例如让婴儿白天在便携婴儿床上睡，晚上在他的小床上睡。

2. 窗帘只是在晚上婴儿睡觉的时候才拉上。

# 规律的睡前活动

有规律的活动很受婴儿的喜爱：这有助于他们对所处的世界的理解，使日子过得更有节奏。让他们在睡觉方面也有同样的心理期待。

为宝宝准备一套清晰的睡眠前奏常规性活动，能够让宝宝明白，每天都要有规律有顺序地做事情，某些事情做完之后就到了睡觉时间了。明白这一点，有助于培养宝宝的良好睡眠习惯。

## 建立睡前的规律性活动

你为宝宝选择的睡前规律性活动，应该具有这样的特点：愉快积极、有助于调整宝宝情绪、不能刺激他们或者使之变得更亢奋。以下活动可以参考：

1. 把玩具收拾起来。这样能给宝宝一个提示：白天的活动到此结束了。
2. 轻松舒适地泡个澡。
3. 喝杯饮品（刷牙后的宝宝只适合喝清水）。
4. 给宝宝讲睡前故事。

实际上重要的并不是安排的活动，而是按顺序坚持每天晚上都重复这些活动，如果能做到每次的时间也相同那就最好不过了。其实，为了帮助宝宝晚上入睡，还可以让宝宝在白天同一个时间小睡一会儿。

规律性活动稳固建立后，并不是说这些活动就是一成不变的，也可以适当做一些灵活的变动，例如，在感觉宝宝已经很累的情况下，就可以减免睡前洗澡，但是在头几个月，这些睡前规律活动一定要坚持，不能随便更改。

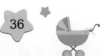

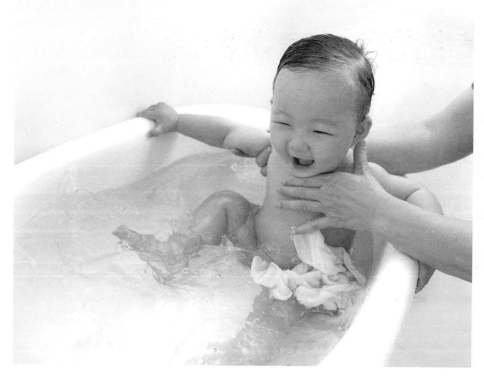

可以通过洗澡来帮助宝宝在睡前放松身心。

## 调整小宝宝的睡眠前奏活动时间

有一些家长认为只能给有几个月大的婴儿安排规律性的睡眠前奏活动。其实，刚出生的婴儿就可以接受这样的训练。但是，给很小的婴儿安排睡眠前奏活动时，一定要注意其时间段。

或许你可以把睡眠前奏活动的时间提前到傍晚，在这之后的喂奶、换尿布等都归入夜间的活动。据研究：70％的婴儿在 3 个月大之前一般会从午夜 12 点睡到凌晨 5 点。你可以把宝宝的睡眠前奏活动安排在这段"核心"睡眠时段开始之前，而且每隔几天就把前奏活动的开始时间提前半个小时，这样就可以逐渐延长宝宝的夜间睡眠时间。

# 宝宝自行入睡有秘诀

让宝宝学会自行入睡是一切睡眠训练策略成功的基础。当然，你应该选择那些适合你家宝宝的方法。

婴儿的睡眠有其自身的阶段循环，在从一个睡眠阶段向另一个阶段的过渡中，他们会短暂性地醒来，这种现象是完全正常的。宝宝醒来时，会观察周围的环境和他们刚开始睡觉时有没有发生什么变化。对于一直都是在大人的怀中或摇晃的摇篮中入睡的宝宝而言，如果夜里醒来时发现身边没人时，就会有一种特别沮丧的感觉。不难理解，他会马上哭喊起来，是为了再次得到大人的呵护。因此，这样的宝宝需要你的安抚才能重新入睡，恶性循环就慢慢地形成了。

宝宝如果能够自己入睡，他们在晚上醒来时就不会觉得周围跟当初睡觉时有什么区别，所以再次入睡就很容易，而且转入另一个睡眠阶段也是自然的事情。

## 几条原则

在你做出运用何种宝宝睡眠训练方法的决定之前，要注意以下的几个基本原则，将对宝宝学会自行入睡有所帮助：

1. 应该在宝宝醒着的时候就把他放到床上睡觉。如果宝宝已经养成了吃奶时迷糊入睡的习惯，你就该将喂哺结束的时间稍稍提前（当然要在宝宝吃饱的前提下），或者用手轻搔他的小脚趾让他们醒来再睡。

2. 如果你在宝宝刚放床上睡觉时，不断对宝宝重复同一句话。久而久之，这句话会起到安抚宝宝入睡的作用，使宝宝产生条件反射，并自然入睡。

3. 安抚宝宝入睡的方式要固定唯一。无论是晚上、白天还是当宝宝在夜间惊醒后，想让宝宝重新入睡，都应该以同一方式安抚他们入睡。

4.安抚夜间惊醒的宝宝重新入睡时，尽量不要抱起宝宝。

5.宝宝睡着以后，千万别把他们挪换到别的房间。也不要随便开关灯，或者将房间里的家具挪移，这样会惊醒正在睡觉的宝宝，而且再入睡将很难。

宝宝何时开始学自行入睡好呢？其实，很小的宝宝就可以学习了，而且父母如果开始就不哄他们睡觉，宝宝也不会产生依赖感。但在宝宝生病期间应该停止训练，等宝宝完全康复了再重新开始；否则你可能会混淆宝宝哭闹的原因，不清楚是不适应新的睡眠习惯还是身体不适。

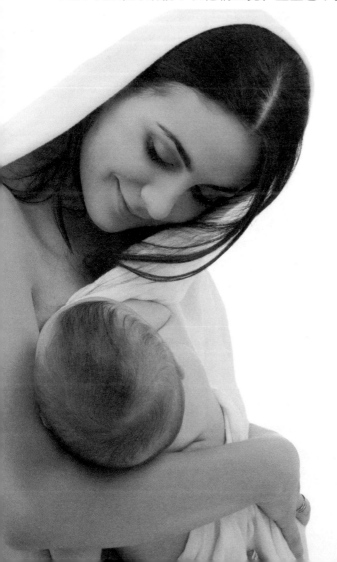

如果宝宝已经习惯了被你抱着入睡，当他在夜间惊醒的时候，就很自然的会想起你温柔的怀抱。

# 一次彻底转变法

这个方法应该是最"残酷"的培养宝宝自行入睡的方法，但也可能是见效最快的方法：情况大概3天左右就有明显的改善。

**具体方法**：让宝宝自己在床上入睡，跟宝宝说晚安之后离开房间，不再回去照看。

当然，当宝宝刚遇到这种情况，哭闹一番自然是免不了的，不论他是新生婴儿还是大点的孩子。运用这个方法一定要坚持这样的原则：不要对宝宝的哭闹做任何反应，使得他自己放弃，并重新入睡。也许他的哭闹会持续十分钟，有时甚至一个小时还多。这对你和孩子都是十分艰难的抉择。

## 成功要诀

**此方法的特点**
- ★手法强硬。
- ★见效快。
- ★心要狠。

1. 此法要求你放下宝宝后不能再次进来照看，所以你事先一定要做足宝宝单独呆在房间的安全防护。如果从宝宝的房间门口不能直接看到婴儿床的情况，应该在适当的位置放一面镜子，这样你就可以在门口很方便的观察到宝宝的情况。

2. 你只有具备了足够的决心和勇气后才能开始运用此法，所以之前就应该想清楚自己是否具备这样的条件，而且要准备好必需的支援。

3. 向邻居打好招呼，向他们讲明你的计划，请求谅解接下来几天小孩晚上大声哭闹对他们造成的影响。

4. 一定要坚持。如果你在宝宝哭了一段时间时就心软放弃，或者还没有两天你又改变了策略，那么，小孩以后会变本加厉，且更难改变。

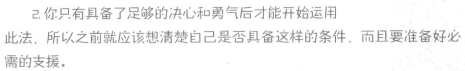

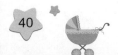

快快入睡吧，宝贝

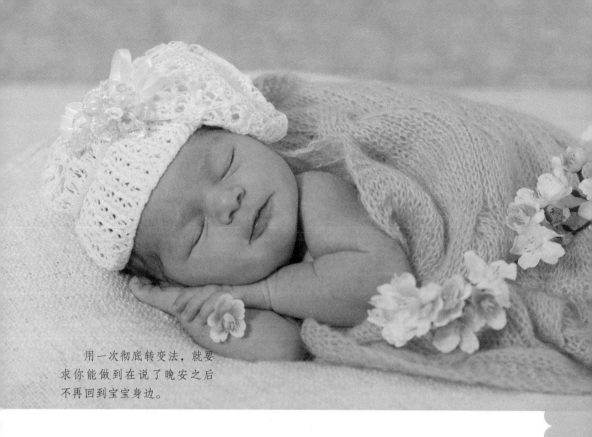

用一次彻底转变法，就要求你能做到在说了晚安之后不再回到宝宝身边。

##  潜在问题

有时哭闹的婴幼儿会有闭气的现象出现，但这种情况一般发生在宝宝知道周围有人照顾他时，你只要不返回照看，他们就不会这样做。即便是真的闭气了，甚至引起了晕厥，一般也会在几秒钟后就可以恢复正常呼吸了。

另外，宝宝在叫喊得厉害时，还可能会呕吐。这时就需要你准备好两条毛巾，一条将呕吐物擦掉，另一条垫在弄湿的地方。注意清理过程中不要出声，也不要正眼看小孩。但还是要对宝宝说平时说的晚安词，之后立刻离开房间。

# 多次渐进转变法

**方法：**把宝宝放在床上自己睡，在宝宝哭闹一段时间后，再进去安抚一下，而且慢慢延长返回安抚宝宝的时间间隔。同样这个方法也是基于相信宝宝最后将放弃哭闹并自己入睡。

在训练开始之前，要先考虑好自己可以承受不管宝宝哭闹的时间有多长。当然，5分钟通常是最理想的间隔时间，但最少也要1分钟。把小孩放到床上安顿好，离开房间，在预设的时间间隔到了再进去重新安抚宝宝入睡，之后再次离开，下次进去的间隔要比上次长点，长出的时间可以是5分钟，最少也要长1分钟。这种模式要不断重复，第一个晚上最长离开宝宝房间的时间是20分钟。

你可以在第二天晚上重复第一天的安排，也可以逐步将宝宝独自入睡的时间延长。也就是说，第二晚，第一次进去宝宝房间的时间可以延长至10分钟，后续间隔延长至最多25分钟；第三晚，第一次进去的时间延长至15分钟，后续间隔则延长至最多30分钟，以此类推。

每次都重复同一句话来安抚宝宝入睡，注意避免将宝宝抱起来。

## 成功要诀

1. 每次进入房间对宝宝进行入睡安抚时，都要严格遵守前面介绍的基本原则（见第38-39页）。

2. 用表设定时间间隔，毕竟要忍住不进去照看哭喊的宝宝是很难受的，如果不用表，只是大概地估算时间，你可能把间隔时间不自觉地缩短不少。

3. 你晚上大概有几个小时的时间都要被这个方法占用，因此，你可以在照看宝宝的间隔时间里做些其他事情，这样你就不会抱怨所花费的时间。

4. 如果宝宝已经静下来准备入睡，那就不要再进去照看了（即便到了预定的时间），因为小孩可能会因为你的出现重新哭起来。

不要和宝宝有眼神接触。在安抚的时候，要保持重复举动的一致性。

## 潜在问题

1. 你或许会担心这样哭闹会对宝宝的身体带来损害。但这种忧虑毫无依据，实际上，宝宝只要不是受到如疾病等深层因素的影响，哭闹也是宝宝健康的表现，表示他们有能力向外界表达自己的需求。

2. 在哭的过程中，宝宝可能会有闭气或者呕吐的现象出现。你可以参考第41页介绍的有关方法处理。

# 不断重复安慰法

这是一个在你不忍心任由宝宝哭喊时的一个很好的替代方法，明显的改善在一周之内就能看到。

**方法**：在给宝宝重复安慰的同时，一定要坚持让他明白该睡觉了。

把宝宝放到床上并安顿好了之后，像平时一样习惯地给他道声晚安，然后直接离开。宝宝这时或许会把被单踢开，并哭着要你回到他身边。一旦他这样做了，你可以马上回去安抚他，并帮他重新盖好被子，对他道声晚安后再次离开。不断的重复这一系列举动直到宝宝安然入睡。

## 成功要诀

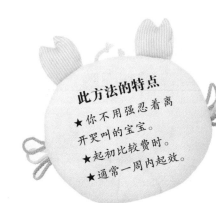

**此方法的特点**
★ 你不用强忍着离开哭叫的宝宝。
★ 起初比较费时。
★ 通常一周内起效。

1. 每次重复安抚宝宝入睡时，都要严格遵守前面介绍的基本原则（见 38-39 页）。

2. 对宝宝进行安抚时，不能有任何形式的奖励，包括：眼神接触、柔化说话的声音等都不能有。因为这个方法的原则是让宝宝对机械式的重复安慰感觉枯燥，并安然入眠。

3. 在刚开始的几天，可能你需要花费不少时间，或许第一个小时，你根本就没能走出宝宝的房门。不管你感觉有多沮丧，必须保持情绪平静，不要急躁。你的失落情绪会被宝宝感知，并会影响他对自己入睡的信心。

4. 同样，此法需要有很大的耐力，因为你要在晚上反复安慰宝宝入睡，那么，就必须在白天找时间来补充睡眠。

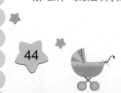

在开始的时候这个方法费时较多，会使你体验前所未有的睡眠缺乏经历，因此，尝试这个方法应尽量找人帮忙，或者和爱人轮流照看宝宝，以便大家都有一段时间可以安睡。

这个方法与前面两个方法相比，可能见效会慢点，要想对效果进行恰当的评估至少要等一周的时间。

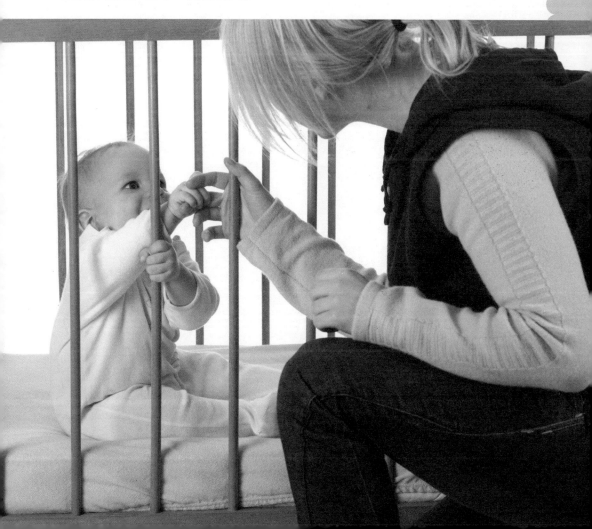

# 奖励获得法 ■ ■ ■.

顾名思义，这个方法用奖励的形式帮宝宝安然入睡。此法对睡眠时伴有焦虑表现的小孩效果尤其明显。

**方法：** 把宝宝放到床上，同时给宝宝道声晚安，吻他一下，并承诺 1 分钟后再来吻他。后退几步后立刻兑现诺言，再上前吻一下宝宝。宝宝只要乖乖在床上躺着，你就继续吻他。宝宝如果想要爬起来，不要对他进行责备，只需重新帮他盖好被子，并提醒他要想得到你的亲吻就需要乖乖地睡下。

每晚宝宝需要亲吻的次数会越来越少，同时，他们入睡所需的时间也慢慢的缩短。大部分孩子在此法的帮助下，一周内就可以自己安然入睡。

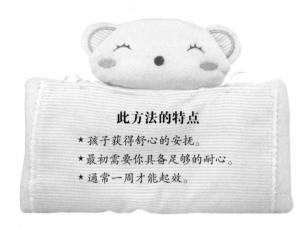

### 此方法的特点

★孩子获得舒心的安抚。

★最初需要你具备足够的耐心。

★通常一周才能起效。

## 成功要诀

1. 这种方法中的"奖励"仅限于无声的亲吻。那些例如拥抱宝宝，讲故事或给他们饮料都不是适当的奖励。

2. 此法虽然名叫"亲吻游戏"，但不要真把它变成一种嬉戏举动。要坚持原则：当宝宝乖乖地在床上睡着时才能得到亲吻。

3. 在开始的几个晚上花费的时间较多，要做好充分的心理准备。以这种方式第一次哄宝宝入睡，有可能3个小时内你吻孩子的次数多于300次。

4. 发现宝宝出现了睡意后，为了避免把宝宝弄醒就不要再吻他了。

## 潜在问题

1. 你如果一直有腰疼的问题，俯下身来反复亲吻宝宝确实不好受。这时你可以换个方式，譬如轻抚孩子的头部或手。

2. 在训练大概进行到第五晚左右，大部分宝宝会出现特别难缠的情况，似乎要检测父母的决心。熬过这个关键时刻，成功就不远了。

对于自身有腰疼问题的父母，可以将奖励方式换成轻拍宝宝而不是俯身亲吻。

# 逐步抽离法

这个方法是针对那些习惯长时间陪伴才能入睡的宝宝。一次大转变不如一系列渐进式的小改变更能使小孩更好地适应，但此法需要较长的时间才能见到成效。

**方法：**将宝宝放到床上后，坐在他的床边静静地等他入睡。随后每晚坐远一点，最终撤出宝宝的房间，不再看着宝宝也能自行入睡。

宝宝对你的依赖程度决定你撤出其视线的速度。宝宝发现你越坐越远，开始时他可能会有所抗议，但如果他感到你立场坚定，大部分宝宝在一两个晚上之后就不再抗争了。

## 成功要诀

1.不要跟宝宝在其房间内有眼神接触，尽量避免一切方式的交流，可以拿本书来看，这样宝宝就会感到引起你的注意不易，从而放弃。

2.只有在孩子对之前你和他之间的相对位置适应后，你才能继续往远处挪。

3.根据宝宝的接受情况来决定你撤离的速度。如果每次你往远处移开时他就表现得特别焦虑不安，你抽离的速度就必须减慢，隔几个晚上才移一小段距离。当然，如果宝宝很容易就适应了这种转变，你抽离的速度也可以加快。

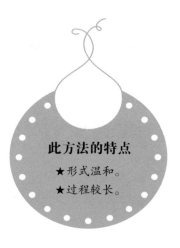

**此方法的特点**

★形式温和。
★过程较长。

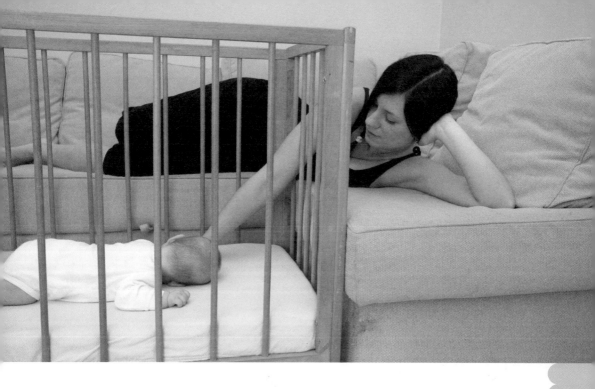

## 潜在问题

1. 运用这个策略很容易出现停滞在某个关口不再前进的状况，所以要谨记朝着目标进发，宝宝只要可以接受就不要停下继续远移。

2. 宝宝或许会在你移出他的房间时，再次出现焦虑的状况，所以，你最好在其房门外做好准备。

此后，你可以在宝宝房间附近做些家务，例如拖地，在房间过道熨烫衣服等，这样都能让宝宝感到你就在他附近，从而能安心入睡。但最终目标是这些行动也都要免去。

# 核心睡眠有讲究

"核心"睡眠，在经过适当的睡眠训练后，即使只有几周大的婴儿也能养成在夜间5～6小时的睡眠习惯。有睡眠专家提议在孩子养成这一习惯后，在其的"核心"睡眠时段内最好不要进行喂哺。

如果宝宝已经被你灌输晚上是要睡觉的概念，那他应该已经学会了把晚上大部分的时间分配来睡觉。如果你也训练了他夜间醒来后，自己重新入睡的话，或许他已不再像以往那样哭闹着找人哄，而是自己乖乖地入睡。你将发现宝宝醒来的次数越来越少，而且就算醒来也能自己重新入睡，进入下一次睡眠。

## 生理限制

当然，如果受自身一些条件的限制，要让婴儿一觉睡到大天亮并不容易。比方说宝宝的胃太小了，不能一次吃下太多，自然也撑不了多久，因此，晚上他还是要醒来吃奶的。但随着宝宝的不断长大，他在夜间需要的喂哺次数也会越来越少。

令人欣慰的是，6个月大的婴儿就已经具备了彻夜安眠的生理条件。如果你还得到一些指引，那么，就可以保证发育到了这个阶段的宝宝，不用经常在夜间喂哺就可以达到一夜安睡的目标。

一般婴儿在6个月之前还都是需要在夜里喂哺的。

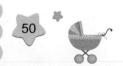

## 夜里喂哺

首先，只有在明确宝宝饿了时，你才应该在夜里喂哺他。家长很容易走进这样的误区，夜里宝宝一醒来立刻给他喂哺，这虽然让宝宝暂时不再哭闹了，但这样会使得他们不是因为饥饿而是因为习惯而醒来。这对谁都没有好处。

在宝宝夜间醒来后，不要着急喂哺，而是首先确定他醒来的原因：他是不是撒尿了？是不是太热或者太冷？或者是因为正在长牙或者胃气饱胀？如果你能做到只是在宝宝真饿时才喂哺，宝宝因为饥饿在夜里醒来的次数也会减少，这样的宝宝基本上到 6 个月大时在夜里就不再需要哺喂了。

宝宝在夜间睡醒哭喊时，如果你不急着跑去照看，他或许很快就重新自行入睡了。

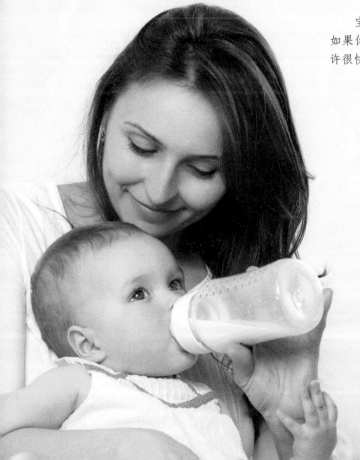

## 成功要诀

很多宝宝已经对夜间的喂哺产生依赖感，尽管他们在生理上已经没有这种需要了，但他们还是久久不愿改掉这个习惯。你如果怀疑自家宝宝也有这样的心理，不妨试试下面的方法：

1. 给宝宝喝凉白开而不是奶。当然，你也可以采取折中的方法，可以逐渐在奶汁中加水调稀。

2. 坚持要坐在凳子上给宝宝喂奶，吃饱后立刻把宝宝放回他的小床上，不要跟宝宝一起睡。

对于母乳喂哺的宝宝，你不妨试试下面的方法：
★ 晚上可以用奶瓶来喂哺——这样能降低宝宝夜间醒来的欲望。
★ 每次喂哺的时间也要逐步减少。

## 稍缓行动

很多家长在晚上一听到孩子醒来的声音，就立刻跑去照看。其实，婴幼儿在睡眠的阶段性过渡中很容易会醒，因而宝宝在夜间哭喊完全是正常的。

坚决克制自己的行动：在听到孩子哭声后，不妨等 5 分钟，再去照看他。这时，或许你会发现他已经重新入睡了。你越是经常尝试以这种方式让宝宝习惯自己入睡，宝宝也就越容易学会自行调整。

# 应对干扰因素有技巧

经常会有一些恼人的因素出现，不断干扰你想要实现的安然入睡的目标。但是，只要你给宝宝选择了合适的睡眠调整训练计划，排除那些暂时性的障碍，目标是绝对可以达到的。

如果宝宝是因为某些身体方面的因素导致烦燥不安，你就不得不做好心理准备：将有好几个星期睡不好。

## 常规性干扰

宝宝在出生后的头几个月里，需要在夜间换尿布和喂哺，这一点不可避免，但你要避免趁机跟宝宝玩耍，同时把灯光调暗，也不要跟宝宝有任何的眼神接触。如果你每次都坚持这样做的话，宝宝就会知道，这跟在白天换尿布和喂哺并不是同一回事。

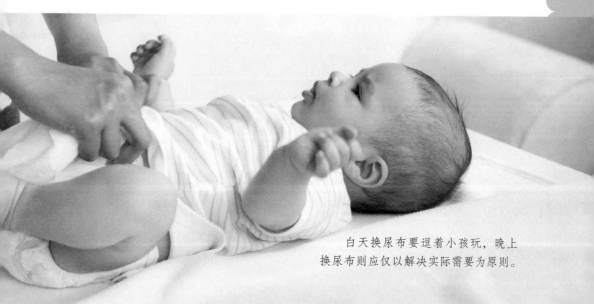

白天换尿布要逗着小孩玩，晚上
换尿布则应仅以解决实际需要为原则。

## 绞痛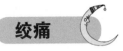

直到现在，绞痛的确切病因仍然没人知晓，这的确是一个令人有点难以捉摸的问题。有些所谓的专家甚至干脆否认它的存在。无论如何，如果宝宝突然在每晚哭叫不停的话，那的确令年轻的爸爸妈妈难以招架。一般来说，绞痛只在夜晚的前段时间内发生，宝宝会哭得很厉害，双膝蜷曲至腹部，并且不论你怎么安抚他睡、吃奶，都无济于事。值得庆幸的是，一般来说，在持续两三个月以后，宝宝就不会再出现这个毛病了。

**应对之策：**

1.有人认为白天积聚胃气是造成绞痛的罪魁祸首，因此给宝宝驱风去积尤为重要，让他吃点有驱风功效的药物可能有所帮助。另外，注意抱宝宝的姿势，让他胃部得到轻柔的压力（例如，让宝宝靠在你的肩膀上），轻轻抚拍宝宝的背部也有助舒缓他的疼痛感。

2.一般来说，出现绞痛问题的宝宝是在几周大时开始形成的，那个时候宝宝还没有建立起白天黑夜的概念，也就是说他们睡眠的大部分时间还不是在晚上。当他们出现绞痛，你只能做好心理准备有好几个星期睡得不会太好。不过，即使宝宝要到深夜才能入睡，你也可以对其进行适当的睡眠训练计划。到宝宝最终摆脱绞痛的问题后，可以让他早睡一点。

## 长牙期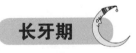

对小孩来说，长牙也会是很痛苦很漫长的一件事。

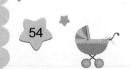

等宝宝长牙过后，应尽快恢复对其进行的睡眠训练策略。

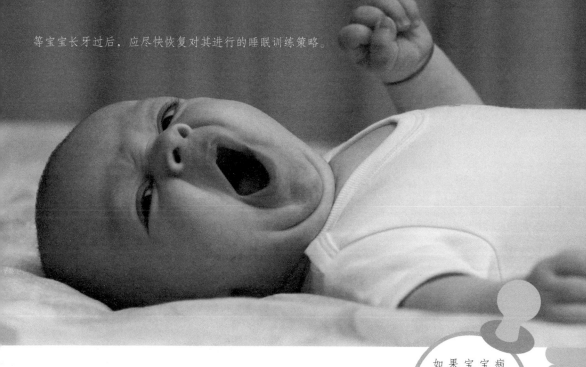

如果宝宝病了，他的睡眠很可能没有平时那么香甜、安稳。

**应对之策：**

1. 可以向儿科医生询问，有哪些药物可以安全地让宝宝止痛，然后能有一个好的睡眠。

2. 尽量按照睡眠训练的要求来做，但有时破例陪宝宝玩玩也无不可。

## 短期疾患

在婴幼儿身上发生的常见疾患有很多，而且大多在晚上显得尤为严重。

**应对之策：**

1. 如果宝宝晚上不愿意睡觉的原因是白天休息够了，你可以安静地坐在他床边，让他静下来，只要他躺着，睡不着也没关系。

2. 如果宝宝平时习惯在自己的房间睡，但你觉得他病得很厉害，不放心

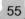

让他单独睡，你可以在他的房间安置一张帆布床，然后你移过去陪他睡。比起把小孩移到大人的房间里睡，这样引起的干扰会更少一点。

3. 尽量按照睡眠训练安排的要求做，只要感觉宝宝的病好得差不多了，就可以完全恢复睡眠训练的全部内容。

对父母来说，宝宝生病肯定是既痛心也劳累的一件事，但这些通常只不过是小病，时间不会太长。如果你之前已经训练宝宝建立正面的睡眠习惯，只要小孩病好了，他就会慢慢恢复良好的睡眠。

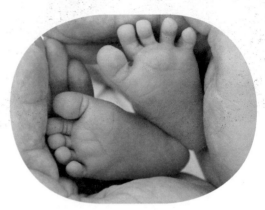

## 长期病患：哮喘

如果宝宝不幸患有哮喘，他晚上会经常咳嗽、打喷嚏，这些都让他难以睡好。

### 应对之策：

1. 尽量减少室内的软性装饰品。
2. 不让宠物进入宝宝的房间。
3. 宝宝的床单枕套要选用防敏感材料。
4. 要经常清洗宝宝的床垫。

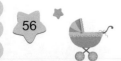

## 暂时歇一歇

对宝宝来说，绞痛、长牙、疾患都是难以忍受的，爸爸妈妈要照顾他们也很辛苦。如果你觉得压力太大了，不妨采取些相应的措施，让自己暂时歇一歇。

## 离家的日子

即使在离家外出的时候，也要照顾宝宝的睡眠习惯，不要轻易改变。

**应对之策：**

1. 在宝宝入睡前就要准备好所有必需的东西（例如他的旅行婴儿床），把他平时睡觉不能少的那些宝贝玩具都准备好。

2. 在外出的时候，妈妈可能想给宝宝的睡眠时间做一点弹性的处理，但注意这要看是否已经牢固建立宝宝的良好习惯。如果他还在训练的初期，刚开始调整睡眠习惯，这个时候不宜破例，否则可能后患无穷，等回到家时又要让宝宝从头开始训练一番。

## 排解疑难—夜安睡

在训练宝宝独立睡眠的过程中有可能会遇到很多棘手的问题，但无论如何你都要谨记：所有这些问题都不是什么新鲜事，有无数家长在此前也曾经面对过，但他们都很好地解决了这些难题。

以下两大问题是妈妈们经常遇到的：一些宝宝特别黏父母，往往会由于害怕跟父母分开而睡不安宁；还有一些宝宝需要父母在夜里喂哺。

## 黏身宝宝

黏父母的现象一般是从宝宝长到第8个月时开始出现，在这一阶段里，宝宝开始懂得妈妈跟他不是一个整体，而是两个不同的人。在领略到这一点后，很多宝宝会更加黏缠父母；这个阶段一般会维持几个月的时间，人们称之为"分离焦虑期"。

1.在这个阶段到来之前，妈妈就要训练宝宝学会自己入睡：如果每当你离开宝宝，他都显得焦虑不安，那到了这个时候再让他自行入睡就会变得很困难。当然，通过训练，绝大部分黏父母的宝宝也可以学习独立睡眠的。

2.选择能给予宝宝安全感的睡眠训练策略。不要匆忙下结论，效果可能需要一段时间才能显现。你要让宝宝尽快明白，妈妈只是暂时离开他身边，而不是舍弃他。

3.也许你在此前已经为宝宝建立好一套睡眠计划，却由于他进入了"分离焦虑期"，突然打乱了原来的规律，这一点并不奇怪：那些已经形成良好睡眠习惯的小孩在7～9个月大时，有一半会晚上睡不安宁。别以为这只会出现一次，其实宝宝在幼年时期会逐渐意识到自己在世界上的存在，这种认识会令宝宝不时需要从你的身上获取额外的安全感和慰藉，晚上睡觉也自然有这种心理需求。

4.适时恢复原有的睡眠训练策略，让宝宝得到所需的安慰和导引，重新收获良好的睡眠。

## 宝宝的饥饿是真的吗？

要明确的一点是，在宝宝出生后的前6个月，晚上需要喂哺是完全正常、合理的。但如果你觉得宝宝的夜间进食有点超出了这一合理范围，不妨对他全天的进食和睡眠情况作一个详尽的记录。留意宝宝进食的方式（如狼似虎，还是时吸时停）和时间长度。

有时候你的宝宝会需要额外的慰藉与温存。

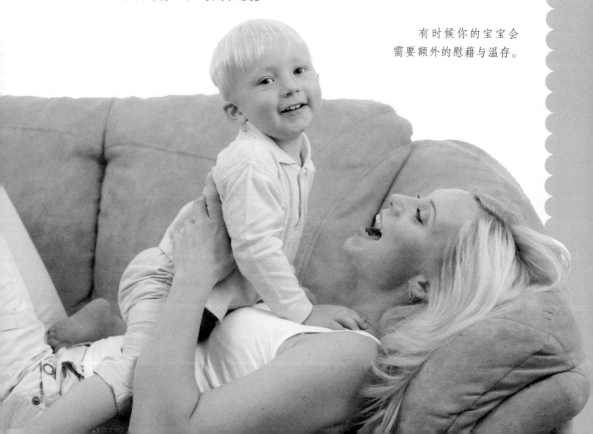

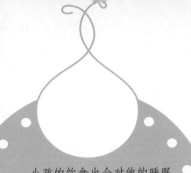

小孩的饮食也会对他的睡眠造成影响。如果你怀疑宝宝对某些食物过敏，则应该对宝宝的饮食和睡眠情况作记录，以了解其中的关系并作相应的调整。

1. 如果宝宝仅仅是轻吮慢吸，很可能他并不饿，只是为了获取慰藉。当你觉得他已经吃够，就可以把喂哺停下来，然后用你一贯的策略让宝宝重新入睡。如此几个晚上过后，宝宝就会妥协，接受这种更高效率的喂哺，并意识到不能用这种方式来得到他所想要的温柔慰藉，从而会自动减少醒来进食的次数。

2. 如果宝宝白天基本不吃奶，但晚上整夜都要喂哺，他很可能是颠倒了进食的生物钟。要扭转这个局面，你可以晚上只给他喂清水，或者掺水把奶逐渐调稀；只要宝宝在白天多吃就能补偿过来了。

3. 如果你的记录表明宝宝真的是个大胃王，给他吃一些能量释放缓慢的食物，例如面食（6个月大以上的宝宝才可喂食）。同时你也可以试试缩短夜间喂哺的时间，这样也许能促使宝宝在白天多吃一点。

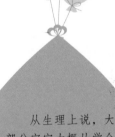

从生理上说，大部分宝宝大概从学会爬行的年龄段开始，就已经不需要在夜里起来进食了。

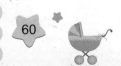

宝宝哭闹不睡的原因很多，如果你找不出头绪，应向专业医生求助。

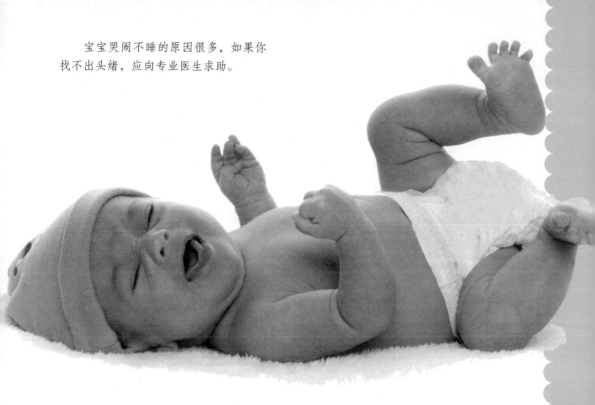

## 一切办法似乎都没用，怎么办

如果你一直按照前面的指引来做，但宝宝的睡眠还是调整不过来，可以考虑以下的策略。

1.难产出生的宝宝可能会在相当长的一段时间有不适感。可以找骨科医师帮小孩轻柔地推拿头骨，以舒缓其颅骨的压力。

2.按摩也是解除宝宝焦虑感的有效手段。你可以通过书本或接受专业训练，了解婴儿按摩的方法。你也可以把按摩和芳香疗法结合起来。挑选有舒缓情绪作用并且适用于婴幼儿的香精油（例如薰衣草或洋甘菊），以正确的比例融于合适的"载体油"（例如杏仁油）中，然后在小孩的皮肤上轻轻按摩。但注意，除非你得到专家的指导，否则不适合给1岁以下的宝宝使用任何香精油。即使是1岁以上的宝宝，在使用香精油上也要分外小心谨慎。当你不能准确的判定如何使用某种精油时，应向有资质的专业人员咨询。

3. 对某些食物过敏也有可能会影响他的睡眠。应该对宝宝的饮食和睡眠情况作记录，尝试找出其中的关系，或者向专业的营养师咨询。

4. 如果宝宝看上去有点过度活跃，可能是跟注意力缺失症或小儿多动症有关。如果宝宝显得烦躁不安、任性冲动，他有可能是患了注意力缺失症。如果宝宝确诊有这些方面的问题，应该向专家请教，设计能适应宝宝特别需要的睡眠训练计划。

如果你尝试了各种方法，仍然找不出宝宝睡眠不好的原因，应该尽早咨询儿科医生。

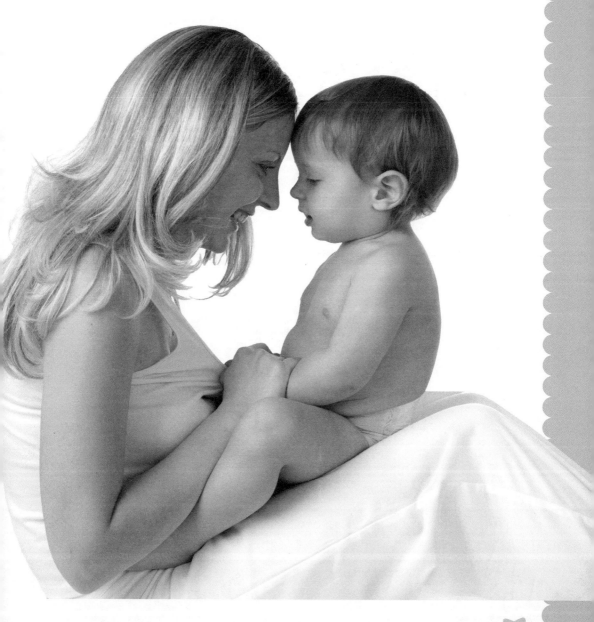

# UNBROKEN NIGHTS FOR OLDER CHILDREN

## 4. 幼童的睡眠调整

◆ 幼童的睡眠要求
◆ 幼童的良好睡眠习惯这样养成
◆ 调整睡眠的奖励之道
◆ 常见的幼童睡眠问题大排解

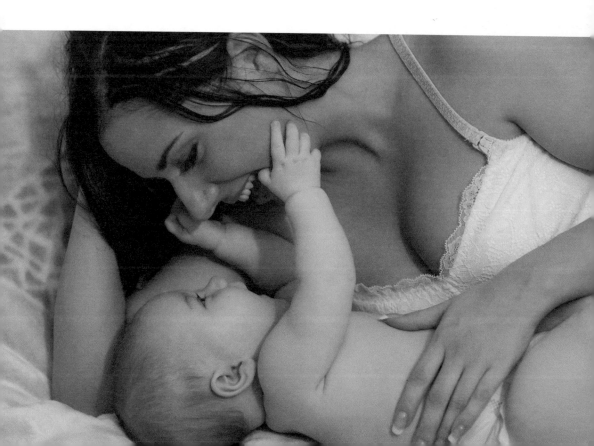

# 幼童的睡眠要求

一般来说，宝宝的良好睡眠习惯越早培养，对你和宝宝就越好。当然，即便你的宝宝已经到了学步阶段，又或者是更大一点的学龄前幼童，到晚上不肯睡觉或者会醒来好几次，你完全不必绝望，这时，也还是能够成功的将宝宝的睡眠习惯调整好的。

宝宝的睡眠要求，也会随着他的成长自然的发生改变——其中，最大的改变是白天睡眠时间的减少，直至白天几乎不用睡觉，因此，他的总体睡眠时间也就相应的大幅减少。

## 白天睡眠减少

从宝宝的成长过程中，你会发现宝宝白天睡眠需求的减少。

白天睡眠次数，从两觉到一觉的转变：成长到一定阶段的宝宝，慢慢地白天不用睡两觉了，小睡一觉就行了。你还会发现即便如此，整个上午他的精神状态都很好，没有疲倦表现，但到了下午时还会昏昏欲睡。

**解决方案：**

最好提前一点时间吃午饭，这样就可以防止小宝宝在吃午饭的时候睡着啦！

白天从睡一觉到基本不用睡的转变：宝宝的这个睡眠转变往往是一个比较棘手的问题。他有可能一直往后推托开始午睡的时间，甚至影响晚上睡眠。这时，你应该采取措施帮宝宝实现白天不用睡觉的过渡。

**解决方案：**

1.选择一些轻松温和的游戏和宝宝一起玩，要使他们因此保持清醒而不

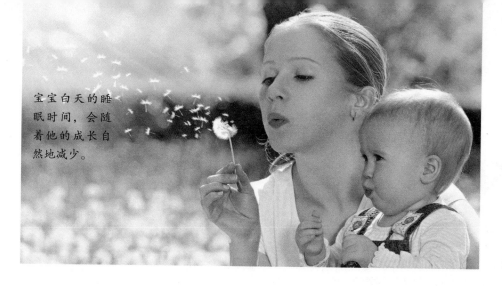

宝宝白天的睡眠时间，会随着他的成长自然地减少。

觉得需要睡觉，但游戏不能太闹——由于孩子要适应不睡午觉的转变，宝宝的脾气到了下午或许会有点躁，如果跟宝宝玩的是一些粗鲁较劲的游戏，他到最后还说不定会趁机哭闹一番。

2. 在训练宝宝适应白天不睡觉的头几个星期中，在宝宝惯常的午睡时间里，为了避免宝宝会睡着，你千万不要用汽车或推车载他外出。因此，还需要你尽可能的调整自己的活动安排，多给他讲故事、唱歌，玩考验观察力的游戏，借此不让宝宝睡着。

3. 你应该让宝宝晚上早点入睡，因为他白天已经没有睡觉了。不用担心他会因此很早醒来：尽管宝宝所需的总体睡眠时间减少了，但他会在晚上把白天少睡的时间补回来，所以实际上他晚上的睡眠时间会加长。

### 幼童的正常睡眠要求

| 年龄 | 睡眠时间（小时） | | |
| --- | --- | --- | --- |
| | 合计睡眠时间 | 夜间睡眠时间 | 白天睡眠时间 |
| 18个月 | 13.5 | 11.5 | 2 |
| 2岁 | 13 | 11.5 | 1.5 |
| 3岁 | 12 | 11 | 1 |
| 4岁 | 11.5 | 11.5 | – |
| 5岁 | 11 | 11 | – |

注意：上表中的数字只是一个概数，你的宝宝的睡眠时间可能多于或少于上述数字。

# 幼童的良好睡眠习惯这样养成

如果你已经整年没有睡过一晚好觉，其原因仅仅是因为小孩的睡眠问题，或许你早已对整晚安睡不再有任何设想了。其实，无论宝宝的问题有多顽固，经过一段时间的调整后，依然可以帮他养成良好的睡眠习惯。

让幼童安睡一整晚的基本训练原则和婴儿的基本训练原则是一样的：

1. 培养宝宝晚上是睡觉时间的意识：宝宝在被你抱上床之后，不仅没有睡觉反而又起来到处乱爬，这时如果不加以制止，他将永远不会明白：你把他抱上床是希望他能一觉睡到大天亮的。

2. 你为宝宝准备的睡前常规活动要积极、固定，使宝宝在活动中安静下来准备入睡，让他的身心都有这样的感觉：睡觉的时间到了。

3. 要让宝宝学会自己入睡。他如果养成了有人陪在身边入睡的习惯，当夜里醒来发现你不在身边时，他会跟那些婴儿一样，心存焦虑。

在睡觉时间宝宝还不愿睡觉时，你必须态度强硬，坚持立场。

## 坚定不移

如果宝宝不易入睡的时间已经很久了，或者晚上经常醒来，他会比小婴儿更厉害地抗拒新的睡眠训练方案，所以需要相对较多的时间才能获得成效。这意味着你需要做好心理准备，确保有足够的决心及支援帮助自己度过这个过渡期。或许，在几个星期之后才能出现效果，最重要的是怀着这个信念：只要坚定不移，效果自然呈现。

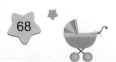

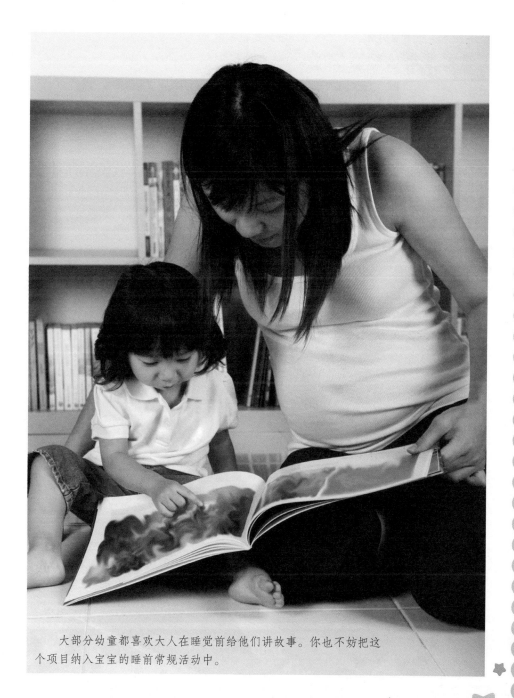

大部分幼童都喜欢大人在睡觉前给他们讲故事。你也不妨把这个项目纳入宝宝的睡前常规活动中。

## 选择最有效睡眠策略

前面介绍的所有培养婴儿自行入睡的行为调整策略，在年龄稍大一点的幼童身上应用也一样有效。可以采用一致的应用原则：首先就你家的具体情况和需要进行分析，挑选你认为最有针对性的方法，然后贯彻始终。当然，你可以对训练的策略进行相应调整，以配合你家幼童的实际情况。

### 跟宝宝讲道理

这个阶段的孩子已经能够和你进行语言交流沟通了，因此，跟他讨论、讲道理是很重要的。

**应对之策：**

跟孩子解释你所采取的计划，告诉他这样做的原因。同时需要强调的是必须让他清楚你是不会在这件事上退让的。

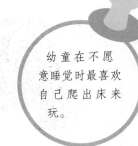

幼童在不愿意睡觉时最喜欢自己爬出床来玩。

### 对付静不下来的孩子

小孩常常通过哭闹、不停地从床上爬出来等行为来反抗新的睡眠规定。

**应对之策：**

在这种情况下，为了保证训练的效果，有一点是很重要的：任何方式的奖励都不要给他，包括拥抱他，同情的目光看他，甚至让他到床上睡觉的原因都不用给他解释。而是应该语气严肃、态度坚定地告诉他："回到床上。"但要轻轻地用手搂着孩子的肩膀，把他转向床的方向，让他再次睡在床上。你的态度一定要坚决，绝不能因为孩子发脾气哭闹而有所动摇。当孩子明白自己得不到你的任何回应时，他自然会乖乖地回到床上。

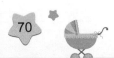

## 拖延时间

年龄大一点的小孩在他们不愿睡觉时也会耍一些小把戏来拖延睡觉时间。譬如说自己饿了、渴了，或者说要再去一次厕所等等。

### 应对之策：

解决孩子这个问题，可以在常规的睡前活动中安排这些孩子的基本需求。

在睡觉前可以给宝宝吃些点心，这样你就可以知道他是否真饿。在孩子睡眠前的一系列活动开始前，给宝宝喝最后一杯水或者奶（可以在他床边放一大杯水以防宝宝夜里口渴）。确保宝宝在上床前去一次厕所。

如果你能肯定宝宝只是不愿睡觉才提出这些要求搪塞，你绝不能去纵容他。要注意的是别花费大量的时间和他"讨价还价"，直接简单地告诉他：你已经吃过东西（或喝过东西，或上过厕所了），说完后再对他重新道一次晚安。孩子立刻就能意识到你的立场坚定，不可动摇。

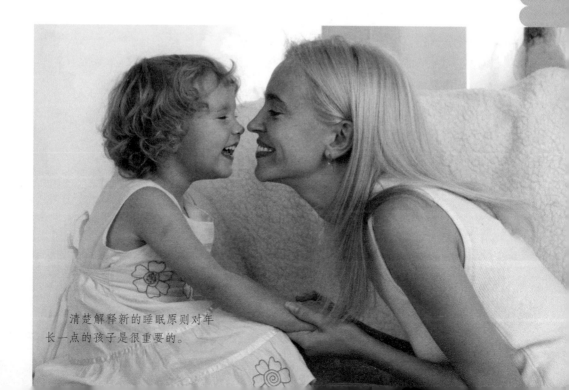

清楚解释新的睡眠原则对年长一点的孩子是很重要的。

# 调整睡眠的奖励之道

调动孩子对睡眠调整积极配合的有力工具是各式奖励。其实，可以采用的奖励方式随着孩子年龄的长大，可以更多样，更长效。

在调整孩子的睡眠习惯时，有很多种奖励方式可供选择。为了使效果更好，不妨按照以下原则进行。

## 奖励的基本原则

1. 对孩子的正面表现进行强调。对孩子的成功积极表扬，同时尽量淡化失败。例如，你可以对孩子说："昨晚虽然没有一觉睡到天亮，但是醒来的时间比以前短了，我相信你今晚一定能做得更好。"

2. 保持要求的一贯性。不要经常改动给孩子设定的奖励条件，更不应该附加新的要求，尤其是在宝宝有了好的表现时，不能对小孩说："虽然昨晚一整夜你都睡得很安稳，但现在要想得到小星星你必须再把早餐吃了。"

3. 不要威胁、惩罚。给予奖励后，不要以夺回奖励品威胁孩子，孩子的成就感很容易就这样被毁掉。

4. 做足充分准备。如果答应小孩只要他达到要求就给他奖励，你必须准备好第二天早上就能兑现。拖欠这一套小宝宝是不会接受的。

5. 一系列小奖励已足够。在给小孩奖励的时候，一个大奖励远远没有一系列小奖励来得有效。

大一点的宝宝能被奖励调动起来，配合你朝着长远的目标努力。

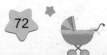

## 各式奖励方案

从下列方式中选择对你的宝宝最有效的方式，并付诸实践：

1. 进行口头表扬。其实，孩子和成人一样，在成功地做好某件事情的时候，希望得到称赞。

2. 拥抱孩子。对于拥抱的力量千万不可低估，虽然你仅仅是花费了一点点时间而已，传递给孩子的都是正能量。

3. 星星成绩表。这种方式效果最明显的对象是两岁以上的孩子，在宝宝每次自觉睡觉或者一觉睡到天亮的时候就奖励宝宝一颗小星星。将宝宝的星星成绩表钉在客厅明显的位置，这样不但他自己能看得见，而且他还可以向到访的客人炫耀他的成绩。在宝宝得到的星星达到一定数目后就可以换取一份小礼物。

4. 神秘奖品盒。星星成绩表的奖励方式，大一点的小孩已经不会再接受了，这时就可以换"神秘奖品盒"这种方法。也就是将一个鞋盒放在宝宝的床下，每当宝宝达成目标就在盒子里放一份礼物，他第二天早上起来就可以收到；但如果晚上他没有乖乖地睡好，早上他就会失望地发现盒子是空的。

5. 特别奖励。这个方式适合5岁或以上的孩子。这个阶段的孩子已经懂得为一些长远的奖励而努力。答应孩子奖励给他他希望得到的，例如，要是他一个星期都能睡好，可以答应他邀请小朋友的要求，周末请他的小伙伴来家里聚聚、吃些点心什么的。

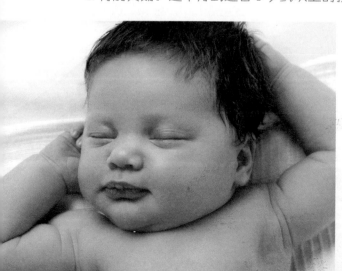

# 常见的幼童睡眠问题大排解

孩子的年龄越大，要调整他的睡眠习惯就越可能遇到更多的问题，因为与婴孩相比，他们活动起来更敏捷自如。随着自我意识的逐渐形成，之前睡眠不错的孩子在睡觉时也可能会闹起情绪来。但不管怎样，一定要切记：你是一定可以成功的。

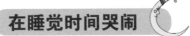

## 在睡觉时间哭闹

差不多两岁大的孩子往往容易哭闹，因为孩子在这个年龄阶段开始了扩大自己的活动范围的尝试。

### 应对之策：

不理会他们，就是对付这种情况的孩子的秘诀。相反，无论你是对他发怒还是去哄他，都会让他觉得他成功得到了你的回应，就会产生值得一闹的感觉，难免以后还会重施故伎。

有时候，不妨让小孩哭闹一下来发泄他可能需要发泄的情绪。等宝宝静下来之后，就要安排他做常规的睡前活动，至于闹情绪的事就不要再提了。这样，宝宝闹情绪的问题很快就会被克服。宝宝摆脱情绪的困扰的速度和你给他回应多少成反比。

有些孩子必须由固定的家长来哄才能入睡，而对其他人的劝说则毫不理会。

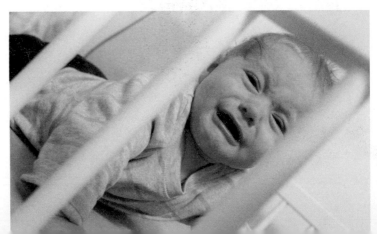

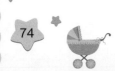

## 入睡前固定要由一个人哄

当然，看到一边是费劲折腾着哄孩子入睡的爱人，一边是不肯入睡尖声哭喊要你陪的宝宝的情形，你自然会于心不忍。难免会让步。但是如果换一种方式来处理：完全不理会宝宝，反而会更好，理由如下：首先，你就有更多时间做自己的事；其次，孩子睡眠所需要的动力因素（就是你）也可以因此去除。孩子的睡眠问题和他睡觉依赖的动力因素成正比。

### 应对之策：

你和伴侣轮流训练孩子睡眠，是帮孩子戒掉这种依赖性的好方法。不是你负责的时候，跟孩子道了晚安之后，就不要再在孩子面前出现了。开始的几个晚上，他可能会无比凄厉地哭喊，但慢慢地他就会明白你这样做并不是舍弃他，这样就可以达到无论是爸爸妈妈都能让他上床睡觉的好习惯。

## 晚上不再用尿布

宝宝本来不错的睡眠习惯，会因为去掉尿布而受到一定程度的干扰，这种情况对于容易尿床的孩子更为突出。

### 应对之策：

宝宝去掉尿布最好是在他真的具有了自控能力之后，如果早上起来你发现孩子的尿布没有湿，或者晚上他醒来去厕所，这些都证明孩子已经做好了不用尿布的准备了。

给宝宝的床垫配上防护垫，即便孩子尿床了也淡化处理，帮宝宝清理完之后，像平时一样鼓励孩子重新入睡。当然，也可以尝试用奖励的方式解决问题。

## 平稳过渡

对于一个习惯睡在父母床边的婴儿床上的宝宝来说，到自己的房间独自入睡是一大挑战，一定要处理好，才能成为孩子成长的新体验，否则很可能徒劳无功。

为了避免孩子一再地重施故伎，在他哭闹的时候一定不要给他任何"奖励"。

### 应对之策：

让孩子搬到他自己的房间自己睡，若是快要生第二胎的原因，那么就应该在预产期之前就让孩子搬过去，这样可以避免他产生妈妈肚子里的弟弟妹妹占了他的地位的感觉。跟孩子解释为什么要这样做，让他感觉自己也能参与决定家中的事务。不仅如此，还可以让他自己挑选他的小床，或者新的被子床单。如果宝宝对自己的新床确实还不太适应，在白天的时候，你可以尝试在床上和他玩耍，增加他对这里的感情并喜欢呆在这里。

## 晚上的恐惧

孩子的想象力随着年龄的增长会越来越丰富，晚上也开始怕这怕那的。孩子产生恐惧的原因有时是单一的，有时则是几种糅合在一起的。

孩子在夜间恐惧，其实是他们对外面世界认识加深的一种反映。有时他们看见的影像就会引发他们这种心理，所以平时对孩子看的电视节目应该多加留意，尤其是在睡觉之前看的。

其次，孩子在现实生活中的忧虑感也会引发夜间恐惧，例如，要上幼儿园，妈妈要生弟弟妹妹等。在孩子要面对可能让他产生担忧的转变时，你在白天的时候可以给孩子一些安慰，使他在晚上能够更自信地入睡。

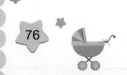

### 害怕黑夜

要让孩子对黑夜产生这样一种感觉：这是温暖舒适的睡眠环境，而不是加重对黑暗的惧怕。

#### 应对之策：

让一盏小夜灯陪伴孩子。孩子对夜灯的依赖一般都可以在学龄前阶段撤除，这个阶段的孩子已经懂得黑夜并不是什么值得害怕的东西。

### 害怕魔怪

小孩到了一定阶段就会有一种惧怕魔怪的心理，其实，我们向孩子传达的有关这个话题的信息也是矛盾的。一方面，会主动给孩子讲有关这方面的故事，另一方面，却总是笑那些因为害怕魔怪而藏在床下的孩子傻。尽管你很清楚不存在怪兽这回事，但如果你把孩子的恐惧不当回事，他就会产生你不信任他的感觉。

#### 应对之策：

让孩子将他的恐惧诉说出来，并帮他尽快的驱散这种恐惧感。你可以和他一起检查他说有怪物的地方，让他看到那里根本没有任何所谓的妖魔鬼怪。有必要的话，可以在宝宝的房门口放他喜欢的玩具，替他守卫着房间不让妖怪进来，让他以此获得安慰。

宝宝离开父母的房间，搬到自己的房间独立睡觉，孩子可能会因此产生一定程度的忧虑感。

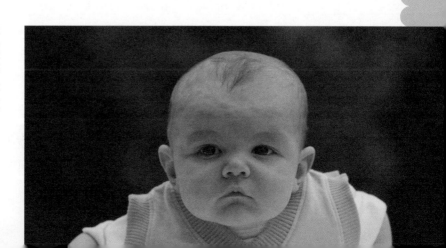

## 噩梦

从两岁开始小孩就会出现做噩梦的现象，直到少年时期还很普遍。经常有一半大约 5 岁大的小孩会做噩梦。噩梦发生在浅层睡眠时，一般在晚上睡眠的后 2/3 时段里出现。情绪低落或者焦虑的孩子则更易做噩梦，但这些噩梦大部分都不明原因，也无大碍。

### 应对之策：

孩子如果在夜晚因为噩梦惊醒，你应该在他的房间里守护他，直到宝宝安静下来，帮他盖好被子道过晚安后尽快离开。对于反复做噩梦的情况，则应该作记录，看是否有规律可循，比如，是否白天过度玩闹所致。重复的噩梦是可以控制的，例如，孩子梦见有一条蛇在追赶他，你可以告诉孩子蛇已经被你们赶跑了。

## 夜惊

尽管噩梦和夜惊很容易混淆，但二者并不一样。你也许会很震惊，当你看到孩子夜惊的表现时，尤其是当宝宝不认得你也无需你来安慰时，你如果去安抚他，他反而会更躁动。不用担心，第二天早上醒来，夜里发生的这一切，孩子早已经不记得了。这是因为夜惊是在睡眠最深层的时候发生，通常是入睡后的几个小时之内，这时宝

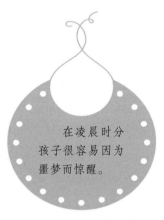

在凌晨时分孩子很容易因为噩梦而惊醒。

宝似乎已经醒了，但实际上他并没有醒。他可能显得很烦躁惊慌，尖声哭喊或者呻吟。但这并不是真的在做梦，所以在宝宝睡醒之后也不会有害怕的感觉。其实，夜惊后自然醒来还有助于孩子释放情绪，让他更快地重新入睡。

### 应对之策：

你虽然会对孩子的夜惊表现困扰不解。但当时最好的方法是不采取任何行动。如果孩子因为你的参与而在夜惊中醒来，他反而可能会被你的惶

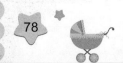

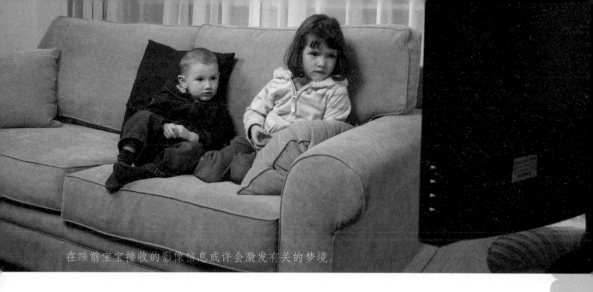

在睡前宝宝接收的影像信息或许会激发有关的梦境。

恐吓坏。其实，整个过程孩子自己都没有记忆，当然，也不会影响他日后自己睡觉的。

## 梦游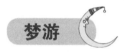

在少年儿童中还有一个很普遍的现象——梦游（通常发生在进入少年时期之前，在孩子中发生的概率是 1/6），一般是家族遗传。梦游跟夜惊一样，都是在睡眠的前 1/3 时间出现，也就是睡眠的深层阶段。有时，要分清孩子是在梦游还是睡醒后迷迷糊糊地到处乱走并不容易。这就需要你仔细观察他的举动：如果只会做一些很简单的动作那就是梦游，如果你的孩子做了一连串复杂的行为，很有可能他不是在梦游。

### 应对之策：

在不能确定孩子是否梦游的情况下，千万不要去弄醒他，而是把他轻轻地引回房间，帮他盖好被子，道声晚安。虽然看起来梦游很诡异，但在这个过程中孩子一般不会有意伤害自己，但某些东西有可能将他绊倒或者使他掉下楼梯，所以，确保孩子的安全很重要。

# SPECIAL SITUATIONS

## 5. 针对特殊宝宝的睡眠训练

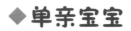

◆单亲宝宝
◆双／多胞胎宝宝
◆有特殊需要的宝宝

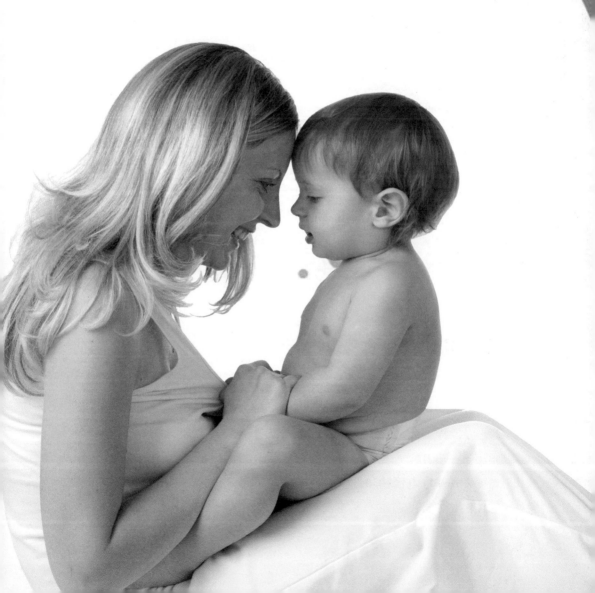

## 单亲宝宝

你必须明白，即使是在单亲家庭中成长的宝宝，也和其他宝宝基本上是一样的。因此，我们介绍的睡眠训练建议也一样对单亲家庭的宝宝有效。其实，最大的区别是在调整宝宝睡眠习惯的过程中，遇到的问题你得独自解决。

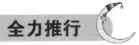

### 全力推行

如果宝宝是你一个人独自照顾，与其他家长相比肯定会更累，特别是在你未对他进行睡眠训练时。

实际上，在对宝宝进行睡眠训练的初期，即使是夫妻协力进行也并不轻松，如果你只是依靠自己一个人的力量，这任务则显得更加艰巨。

对宝宝进行睡眠训练一定要谨记：绝不能半途而废。如果你在睡眠训练计划开始没几天就放弃了，这样一来小孩就了解到你的能耐了，在下次你再有新招，宝宝也会更加坚决的反抗。因此，只要训练一开始，你就必须全力推行，这样才能以短期的辛苦努力，赢取长远的安宁。

### 寻求帮助

一个很好的缓解疲劳的方法是尽量找人帮忙：

1. 也许那个偶尔来你家过夜的好朋友，恰好也乐意在夜里帮助你照顾宝宝。

2. 或许在下午过来看你的父母也可以帮忙照看小孩，你趁机也可以补充睡眠小睡一会儿。

3. 又或许打电话给和你有类似经历的单亲家长聊聊，他们会给你鼓励，使你在快要放弃的时候，又重新振作起来并坚持下去。

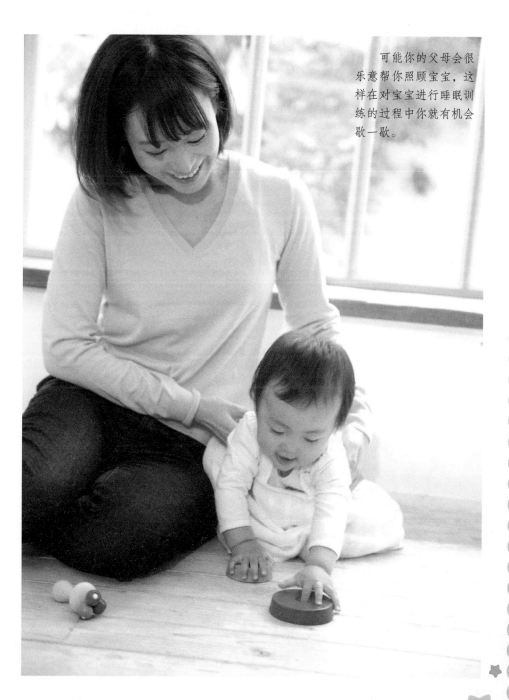

可能你的父母会很乐意帮你照顾宝宝，这样在对宝宝进行睡眠训练的过程中你就有机会歇一歇。

## 充满自信

　　尽管看起来睡眠训练的任务很艰巨，实际上，你完全可以成功完成。只要想想，经过这一段训练之后，就能够一夜安睡了，难免会动力倍增。千万不要因为刚开始三两天疲于奔命的感觉就灰心彷徨，其实，我们介绍的大部分训练策略都只需要几天的时间就能看见一定成效。即使是需要时间相对长一点的"逐步抽离法"，也只需几周的时间就能见成效。

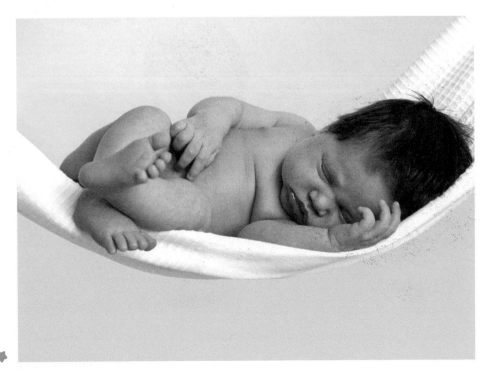

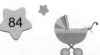

# 双/多胞胎宝宝

双胞胎会给你带来双倍的乐趣和烦恼，如果是多胞胎，苦乐也会成倍的增加。但值得欣慰的是，双/多胞胎的宝宝也同样可以培养良好的睡眠习惯。

要达到安睡的目标，对多胞胎儿童来说有可能需要训练调整的时间更长，其原因是多方面的，包括：

1. 通常双/多胞胎都是早产出生，这意味着他们需要比一般婴儿喂哺的次数更加频繁。

2. 很可能在他们刚出生时在医院的特别保育室里呆过一段时间，因此，已经养成了需要人不断的触抚和护理他们的习惯。

3. 很可能晚上照料双/多胞胎的人是不固定的，即使你只是给孩子喂母乳，也总不能同时照料其他孩子，所以你的伴侣可能就要帮忙给另一位孩子换尿布。要让孩子们适应不同人照料他们时的感觉差异也许要花一段时间。

4. 当其中一个孩子哭起来，你因为担心影响到其他孩子，就需要你拥有特别迅速敏锐的反应。

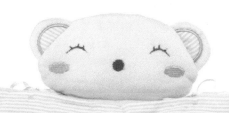

应尽量寻求支援。现在有很多专门向新爸爸妈妈们提供协助的机构，他们的援助之手特别乐意伸向那些诞下多胞胎的家长。更重的是，在这里你可能认识一些有类似经验的家长，有时跟他们仅仅聊聊天，对你来说都会是一种无形的帮助。

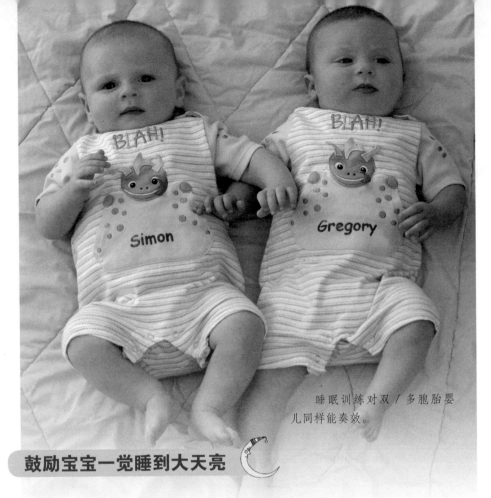

睡眠训练对双／多胞胎婴儿同样能奏效。

## 鼓励宝宝一觉睡到大天亮

　　一般情况下，在开始的时候，双／多胞胎比一般婴儿在夜里更容易醒来，但让他们入睡也并不是一件很难的事。我们介绍的睡眠训练策略也一样对双／多胞胎宝宝有效。

　　这些双／多胞胎和一般婴儿的最大的不同就是可能会互相干扰。但事实上，很多和兄弟姐妹同睡一个房间的婴儿感觉更安稳，其实，在很小的时候，婴儿很喜欢跟兄弟姐妹在同一张床上睡。

　　不过，你应该让那些已经互相干扰的双／多胞胎宝宝分开睡，尤其是当他们已经形成一种良好的睡眠习惯后。在家中地方有限的情况下，你可以把其中一张婴儿床移到门廊上以作权宜之计，但一定要确保宝宝不会爬出来。

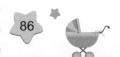

# 有特殊需要的宝宝

"特殊需要"是一个有着广泛涵义的词，它涵盖了各式各样的需要和能力情况，包括学习和生理机能上的障碍，有些是单独问题，有些是复合问题。

我们不可能尽述所有特殊需要，下面所列的是一些有助于你着手解决问题的要点。

1. 要勇敢的面对现实，虽然从理论上来讲，即便是有特殊需要的宝宝也是可以培养良好睡眠习惯的，但所花费的时间往往比其他小孩更多。

2. 做好心理准备。这需要你具备更加坚定的决心和毅力，因为要见成效需要你更长时间的坚持。所以如果可以的话，不妨让亲朋好友帮帮忙，为自己创造偶尔可以喘息一下的机会。

3. 看待问题要全面。要想最有效地训练宝宝形成良好的睡眠习惯，必须对宝宝的不同需要进行认真的考虑。睡眠训练策略大部分都是针对宝宝的行为或者认知技巧，但宝宝的睡眠也会受到病患的影响，例如唐氏综合症患儿很可能会出现呼吸道问题而影响睡眠。当然，在扁桃腺被切除之后，这些呼吸困难问题大多能得以缓解。同样，家中其他成员的不同需要也需要考虑。

4. 将训练策略自由搭配。你可以根据自家小孩的独特的需要，从我们介绍的各式训练方法中选取一些基本要领，自己进行自由搭配来协助调整宝宝的睡眠。例如，每晚都安排他做同样的系列活动，让他明白某些事情是要每天都按照固定

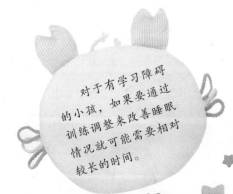

对于有学习障碍的小孩，如果要通过训练调整来改善睡眠情况就可能需要相对较长的时间。

下来的先后顺序做的，睡眠就是其中之一。当然，我们相信你总能在这些方法里找到一些元素来配合你家宝宝的需要，并帮助他改善睡眠。

5. 勇敢寻求协助。你完全不必孤军奋战，必要时可以向儿科医生、家庭医生或一些专门治疗睡眠问题的诊所求助，他们会给你提供很多很有用的建议。另外也有一些专门的医疗机构会为有特殊需要的宝宝提供有关睡眠问题的解决方案和相关服务。

每个宝宝的情况都不一样，你可以求助睡眠专家，他可以给你家小孩设计一套满足其特殊需要的睡眠训练计划。

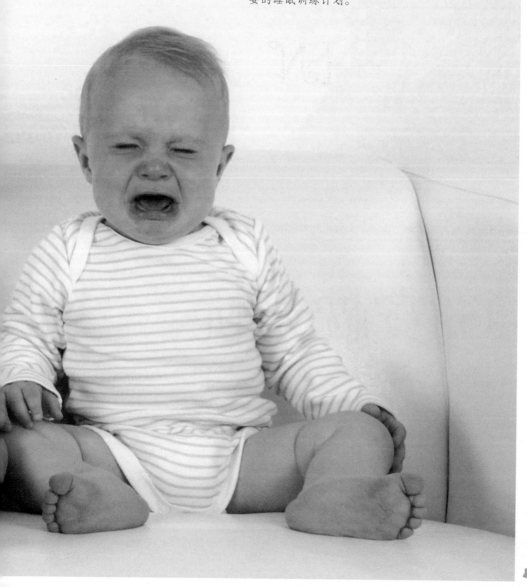

# SLEEP
# IN
# PEACE

# 6. 安枕无忧

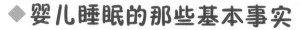

◆ 婴儿睡眠的那些基本事实
◆ 睡眠训练要领集锦

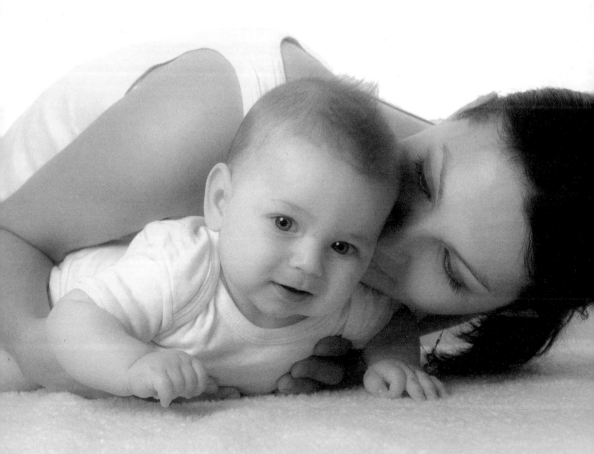

# 婴儿睡眠的那些基本事实

本书给你介绍的睡眠训练即将要结束了，我们为你归纳了一些关于婴儿睡眠的基本事实，这些可能会为你训练宝宝的睡眠起到指引作用。

1. 大部分两个月大的宝宝，即使夜里醒来也能够自己再次入睡。

2. 从生理机能上看，几乎所有 6 个月大的宝宝都能够整晚安睡。

3. 即便是那些曾经在夜间经常醒来的宝宝，在短时间的睡眠训练后也能学会自己独立入睡，并且有高质量的睡眠。

4. 其实，在睡觉过程中每个人都会出现短暂性醒来，宝宝能够整晚安睡的关键是信心和力量，让宝宝自己能自然地实现睡眠的阶段性过渡。

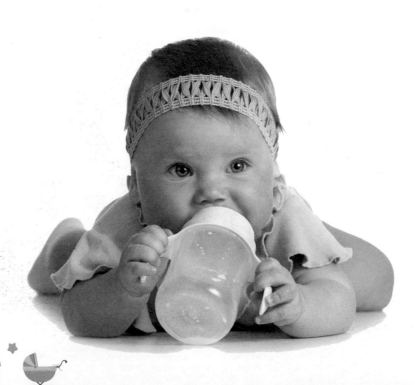

# 睡眠训练要领集锦

如果你已经按照本书的建议来做了，那么你的宝宝就已经在你的带领下朝着安睡的目标迈进了。有必要强调的是在以后的日子里，不要忘了时不时的重温一下其中的一些要领哦！

训练宝宝的睡眠需要经常重温下面这些要领：

1.给宝宝营造舒适的睡眠环境可以帮助宝宝一夜安睡！

2.首先要帮助宝宝建立这样的认识：晚上才是睡觉的时间，这样才能保证宝宝的睡眠不至于断断续续。

3.为了帮助宝宝充分做好入睡准备，可以给宝宝安排一些常规的睡前活动，这些活动要清晰有序。

4.教会宝宝自行入睡后，不需要你的陪同，宝宝也能彻夜安睡。已经习惯了你哄着才能入睡的宝宝，如果在夜里醒来发现你不在身边，就会变得失落怅然。

5.尽管有很多种方法可以帮助宝宝学会自行入睡，你只需选择最适合你和你宝宝的那一种即可。

6.睡眠训练持之以恒效果方才明显，如果你尝试了几天就放弃，那么，在下次尝试时宝宝就会更加厉害地抗拒。

7.刚开始进行睡眠训练的确很花精力，因此，一定要面对现实，在开始之前就要对后面将会碰到的困难做好充分估计，做好找人帮忙的准备。

8.对于已经学会自己入睡的宝宝而言，晚上醒来的次数自然就会很少了。但一定要记住，对于晚上醒来哭喊的宝宝，只有在确定了他真的有需要（饿了、拉了、尿了）时，你才去回应他，这样才能帮助宝宝学会自己从睡眠的一个阶段转入另一个阶段。

9. 训练过程中不可避免的会出现短暂的干扰和倒退，这些你完全可以采取一些措施减少其影响。

10. 要调动大一点的小孩积极配合睡眠训练计划，一个有效的方法就是给予其奖励。

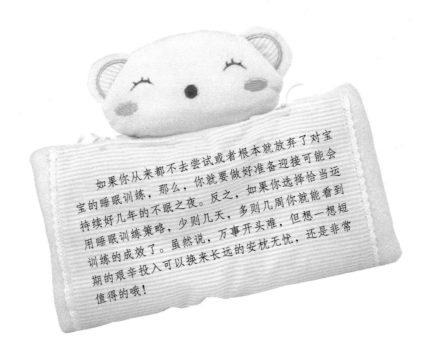

如果你从来都不去尝试或者根本就放弃了对宝宝的睡眠训练，那么，你就要做好准备迎接可能会持续好几年的不眠之夜。反之，如果你选择恰当运用睡眠训练策略，少则几天，多则几周你就能看到训练的成效了。虽然说，万事开头难，但想一想短期的艰辛投入可以换来长远的安枕无忧，还是非常值得的哦！

快快入睡吧，宝贝

**图书在版编目（CIP）数据**

　快快入睡吧，宝贝 / 刘春伟编著 . -- 北京：北京
联合出版公司 , 2014.4
　（育儿心经系列丛书）
　ISBN 978-7-5502-2796-5

　Ⅰ . ①快… Ⅱ . ①刘… Ⅲ . ①婴幼儿—睡眠—基本知
识 Ⅳ . ① R174

　中国版本图书馆 CIP 数据核字 (2014) 第 064929 号

# 快快入睡吧，宝贝

责任编辑：管　文
封面设计：谷　宇
版式设计：杨寿峰
责任校对：张丽娟

北京联合出版公司出版
（北京市西城区德外大街 83 号楼 9 层 100088 ）
北京朝阳印刷厂　新华书店经销
字数 80 千字　1000 毫米 ×710 毫米　1/24　4 印张
2014 年 05 月第 1 版　2014 年 05 月第 1 次印刷
ISBN 978-7-5502-2796-5
定价：24.80 元